腰痛の
プライマリ・ケア

腰痛者と向き合う時の必携書

[著] **金岡恒治** **成田崇矢**
早稲田大学教授　桐蔭横浜大学教授

文光堂

序文

　人類は二足歩行機能を持ち，上肢を自由に使うことで文明を発展させてきました．その代償として，腰には日常的に物理的負荷が加わり続け，腰痛は人類の8割以上が人生で一度は経験する症候となっています．

　一言で腰痛といっても，その震源地（病態）は人によってさまざまであり，その対処方法も異なります．誰かに有効であった方法が，ほかの人には効果がないということはよく経験することです．そのため腰痛者の1人ひとりの病態を把握することが求められますが，画像検査で見ることのできる病態は少なく，もし見えてもその病態が真の震源地ではない可能性もあります．しばらく前に喧伝された，"腰痛の8割は原因不明"というのは，画像検査で見ることのできる腰痛の病態は2割程度であるという意味です．

　腰痛者1人ひとりの病歴を詳細に聴取し，どの動作で痛みが出るのか，どこに圧痛があるのかを診れば，ほとんどの腰痛の震源地を推定することができます．詳細な画像検査や組織学的検査を行わなければ，真の病態診断にはならない，という方もいるかもしれません．しかし，手術などの侵襲的治療を必要とするほどではない腰痛はさまざまな診察所見から病態を推定して，その病態に最適な対処方法を示し，それを実践させることで改善していきます．今の腰痛診療界の大きな問題は，簡単に行える最低限の評価を行わずに画像所見のみで病態不明と決めつけ，効果のない物理療法や中枢にまで作用する薬を使って治したつもりになっているところにあるのではないでしょうか．

　腰痛の重症度には，動作時の違和感程度の軽いものから，睡眠を妨げるほどの激痛までさまざまな震度（程度）があります．このため腰痛を主訴に受診している患者に対して，臨床家はその病態の部位を推定するとともに，その障害程度を評価し，現状に合った最適な対処方法の提示が必要です．

　このように腰痛の"震源地と震度"を適切に評価することが腰痛のプライマリ・ケアには求められます．

　従来の整形外科教科書による腰痛の解説は，障害程度の高い病態について詳述されていますが，障害程度が低いものの日常の診療で診る機会が多い腰痛については良い成書がありませんでした．本書は整形外科外来のみならず，総合診療科や一般内科外来において腰痛を診る際や，スポーツや教育の現場において腰痛者を評価する機会のあるトレーナーや養護教諭にも活用できるように，平易な言葉での解説を心がけました．本書の情報が広まり，初診時に適切に病態と障害程度が評価され，最適な対処が行われるようになることで，難治性の慢性腰痛に進展し，医療機関を徘徊する，いわゆる"腰痛難民"がいなくなることを期待します．

2018年10月

金岡恒治

CONTENTS

腰痛の病態を評価しよう！
―病巣の3次元的位置推定―

1 プライマリドクターの診察手順 ……………………………………………… 2
1. 問　診 …………………………………………………………………… 2
2. 脊柱所見 ………………………………………………………………… 3
3. 圧痛点 …………………………………………………………………… 5
4. 追加のテスト …………………………………………………………… 6
5. 腰痛者の機能的な分類（アルゴリズム）…………………………… 8
6. 腰痛診察手順のシステム化 …………………………………………… 11

2 整形外科医による専門的評価 ………………………………………………… 12
1. 画像検査 ………………………………………………………………… 12
2. ブロック注射 …………………………………………………………… 16

3 徒手療法を用いた評価（疼痛除去テスト）………………………………… 19

腰痛の障害程度を評価しよう！
―重症度の評価―

1 運動器の組織障害の進行 ……………………………………………………… 28

2 脊柱の正常な機能と加齢に伴う変化 ………………………………………… 30
1. 脊椎の分節挙動 ………………………………………………………… 30
2. 脊柱の加齢性変化 ……………………………………………………… 31

3	腰部障害のステージ分類	33
4	整形外科にコンサルトしなければならない症候は？	33
5	手術が必要となる可能性のある病態は？	34

腰痛の病態を理解しよう！
―さまざまな腰痛の病態解説―

| 1 | 腰椎の解剖と機能 ―機能的安定性と構造的安定性― | 36 |

2	機能的腰部障害の病態理解	38
1	椎間板性腰痛	38
2	椎間関節性腰痛	42
3	仙腸関節性腰痛	45
4	筋性腰痛	52
5	棘突起インピンジメント障害	62

3	器質的腰部障害の病態理解	63
1	腰椎分離症（椎弓疲労骨折）	63
2	腰椎椎間板ヘルニア	66
3	変形性脊椎症	67
4	脊柱管狭窄症	68

IV 腰痛が発生した原因を追求しよう！
―腰痛発生メカニズムの理解―

- 1 体幹安定化機能不全による腰部障害発生メカニズム ……………………… 72
- 2 身体の屈曲伸展挙動不全による腰部障害発生メカニズム ………………… 75
- 3 股関節運動不全による腰部障害発生メカニズム ……………………………… 76
- 4 姿勢不良による腰部障害発生メカニズム ……………………………………… 76
- 5 スポーツ活動に必要な身体機能とその機能不全による腰部障害 ………… 77

V 腰痛の病態別の運動療法を指導しよう！
―病態別の腰痛体操―

1 すべての病態に必要な基本機能（体幹深部筋機能改善） …………… 84
- 1 腹横筋の賦活化エクササイズ ……………………………………………… 84
- 2 多裂筋の賦活化エクササイズ ……………………………………………… 86

2 各病態に対する運動療法 …………………………………………………… 86
- 1 椎間板性腰痛の運動療法 …………………………………………………… 87
- 2 伸展型腰痛の運動療法 ……………………………………………………… 91
- 3 仙腸関節障害の運動療法 …………………………………………………… 93
- 4 筋性腰痛の運動療法 ………………………………………………………… 95
- 5 腰部脊柱管狭窄の運動療法 ………………………………………………… 96

VI 日常生活での注意点を指導しよう！
―腰痛の慢性化の予防―

1　前屈動作の注意点 …………………………………………………… 100
2　伸展動作の注意点 …………………………………………………… 100
3　長時間の同姿勢の注意点 …………………………………………… 102
4　心理的因子への注意点 ……………………………………………… 103

VII エビデンスに則った対処をしよう！
―さまざまな腰痛治療方法の有効性―

1　安静加療 ……………………………………………………………… 108
2　薬物療法 ……………………………………………………………… 108
3　物理療法 ……………………………………………………………… 109
4　腰椎コルセット ……………………………………………………… 109
5　運動療法 ……………………………………………………………… 109
6　代替療法 ……………………………………………………………… 110
7　神経ブロック・注射療法 …………………………………………… 110
8　脊椎固定手術 ………………………………………………………… 110

索　引 …………………………………………………………………… 113

I 腰痛の病態を評価しよう！
―病巣の3次元的位置推定―

　腰痛の評価には，**痛みを起こしている組織の同定（病態解明）とその障害の程度の評価が必要**で，地震でいえば"震源地の特定と震度の評価"が必要です．ここではまず，目の前の患者さんの"腰痛の震源地"を推定するために必要な診察方法を解説します．最終的に1つの病態に集約しないこともあり，また診る日によって病態が変わってくることもあります．固定概念を捨てて，患者のさまざまな訴えをおおらかな気持ちで傾聴し，あたかもミステリー小説を読みとくように，腰痛の病態を推定していきましょう．

　腰痛の病態評価のために，1章では**すべての腰痛者に対して行う診察方法**を紹介し，2章以降で整形外科医や理学療法士が行う**専門的評価方法**を解説します．

1 プライマリドクターの診察手順

　腰痛の疼痛源には大きく分けて，椎間板，椎間関節，仙腸関節，筋筋膜，骨，神経があります．どの部位から腰痛が発生しているのか，①問診，②脊柱所見，③圧痛点，④追加のテスト，を用いて推定します．ただ各々の所見の特異性は高くないため，1つの所見のみで1つの病態に絞り込まず，得られた所見を"状況証拠"としてできるだけ多く収集し，それらから総合的に病態を推定します．

　確定診断は"物的証拠"ともいえる画像検査で行うことになりますが，画像所見が必ずしも疼痛源であるとは限りません．画像で目立つもの，例えば椎間板高の減少を認めるからといって，そのときの疼痛源が椎間板であるとは限りません．画像所見の器質的変化は，一度現れると通常は消えることのない，不可逆的な所見ですので，その変化を起こした病態が過去のものなのか，現在の症状の原因なのかはわかりません．あくまでも画像所見は補助診断であり，**診察所見と画像所見が一致したときにのみ現在の病態と判断します**．

1 問　診

　「どのような状況で腰痛が発生したのか」や，日常生活で痛みが出る状況を詳細に聴取します（表1）．急性腰痛であれば，「いつ，どのような動作や状況で発生したのか？」，慢性腰痛であれば，「日常生活動作やスポーツ活動のどの動作で痛みが出るのか？」，「痛みによって日常生活やスポーツ活動への支障があるのか？」，「下肢痛やしびれがあるか？」などを聴取します．**歩行に**

表1　各病態に多い問診所見

腰痛の病態	腰痛誘発動作・肢位，疼痛部位，特徴
椎間板性腰痛 椎間板ヘルニア	前屈動作 骨盤後傾位（座位，車の運転など） くしゃみ，いきみ，咳 殿部痛，下位腰椎椎間板障害は鼠径部痛
椎間関節性腰痛 腰椎分離症（椎弓疲労骨折）	伸展動作・回旋動作・斜め後ろへの伸展動作 骨盤前傾位（立位，歩行時など）
筋筋膜性腰痛	動作の途中や立ち上がり時 局在の不明瞭な漠然とした痛み
仙腸関節性腰痛	前屈・伸展・両者の3タイプあり しゃがみ込んでの作業 鼠径部痛，殿部痛 one finger testにて上後腸骨棘付近をさす
脊柱管狭窄症	伸展動作で下肢放散痛やしびれ誘発 間欠性跛行（姿勢による改善あり）

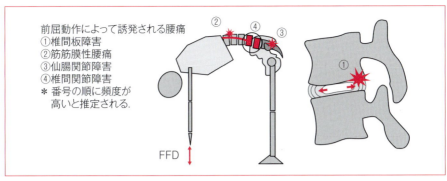

図1 前屈時に誘発される腰痛の病態

よって下肢痛が出現し歩行距離制限（間欠性跛行）がある場合には脊柱管狭窄症を疑います．
　前かがみの姿勢や座位姿勢が辛い場合には**椎間板障害**を疑い，くしゃみ，咳や排便時のいきみなどの腹圧上昇で増強する場合には椎間板障害の可能性が高まります．
　腰を反らすときや立位持続が辛い場合には**椎間関節障害**を疑います．
　仙腸関節障害には，特異的な疼痛誘発動作はありませんが，**腰痛の部位を人差し指1本で示すように指示すると高率に上後腸骨棘付近を指差します**（one finger test）．また草取り，床掃除などのしゃがみ込み姿勢で前屈する動作では仙腸関節へ負荷が加わります．仙腸関節障害の痛みや下位腰椎の椎間板障害は鼠径部痛として訴えることがあり，腰痛に鼠径部痛を伴う場合にはこれらを疑います．
　筋筋膜由来の痛みは何らかの動作の拍子に生じることが多く，局在がはっきりしないことが多く，内臓の痛みのように感じたり，あちこち痛みが移動したりすることがあります．

2 脊柱所見

　脊柱の運動時の可動性や疼痛誘発の有無を診ます．
　患者を立位とし，自動運動で前後屈動作を行わせます．
前屈（図1）
　自動運動で前屈動作を行わせて腰痛の再現や前屈制限の有無をみます．前屈制限の程度は指先と床との距離（finger floor distance：FFD）として記録し，重症度の評価指標や経時的に診たときの改善の指標にします．前屈動作によって椎間板内圧が上昇するため，前屈痛を呈する場合には椎間板障害を疑います．また筋筋膜性の腰痛の場合には，前屈の途中で脊柱起立筋に遠心性収縮（伸ばされながら収縮する筋活動様式）が起き疼痛を生じます．さらに仙腸関節障害でも，前屈時に腰痛が再現されることがあります．

伸展（図2）
　自動伸展運動を行わせて腰痛の再現の有無をみます．また検者によって他動的に伸展負荷を加えた際の腰痛の再現性や疼痛部位を評価します．伸展時に腰痛が誘発される病態は多くあります

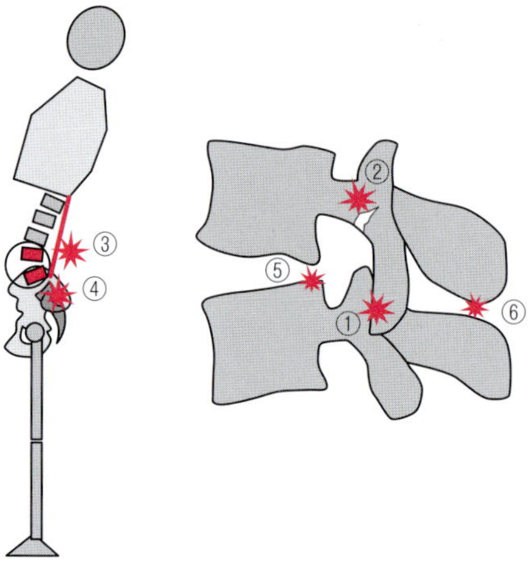

図2 伸展時に誘発される腰痛の病態

伸展動作によって誘発される腰痛
① 椎間関節障害
② 椎弓疲労骨折（腰椎分離症）（成長期）
③ 筋筋膜性腰痛
④ 仙腸関節障害
⑤ 椎間板障害
⑥ 棘突起インピンジメント障害
＊番号の順に頻度が高いと推定される．

図3 斜め後ろ方向への伸展動作（Kenp手技）にて誘発される腰痛

同負荷によって下肢に放散痛が再現される際には脊柱管狭窄症による神経根への絞扼負荷が高まったことが疑われる（Kempテスト陽性）．

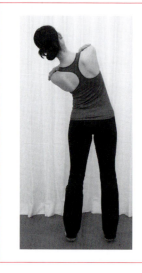

伸展＋回旋によって誘発される腰痛
① 椎間関節障害
② 椎弓疲労骨折（腰椎分離症）（成長期）
③ 筋筋膜性腰痛
④ 仙腸関節障害
＊番号の順に頻度が高いと推定される．

が，最も頻度の高いものが椎間関節障害や椎弓疲労骨折（腰椎分離症）です．次いで頻度が高いものが筋筋膜性腰痛で，伸展時に筋内圧の上昇や筋とその周囲組織との滑走障害により，疼痛が誘発されます．椎間板障害は前屈で腰痛を再現することが多いのですが，まれに後方線維輪に損傷がある場合には伸展痛が出ます．仙腸関節障害でも伸展挙動で腰痛が出現するタイプがあります．若年アスリートでは伸展動作時に棘突起同士がぶつかり合う（インピンジメント）ことによって，棘突起間の滑液包炎が生じて腰痛を生じることもあります．

斜め後ろ伸展（図3）

腰椎を斜め後ろに伸展させることで，同側の限局した腰痛が再現される場合には，椎間関節障害や椎弓疲労骨折（腰椎分離症）の可能性が高まります．脊柱管狭窄症で神経根の圧迫がある場合にはこの手技によって神経根への刺激が生じ下肢痛が誘発され，Kempテスト陽性と評価します．同様の手技で椎間関節，椎弓の負荷が高まり腰痛が再現される場合には"Kemp手技にて腰

痛再現"と評価します．

　また筋筋膜性の腰痛の場合も同手技で腰痛が再現されることがあり，右脊柱起立筋の障害の場合，右斜め後ろ伸展の際に筋の圧縮による内圧上昇で腰痛再現される場合がありますし，左斜め後ろへの伸展動作によって筋に伸張させる負荷が加わって腰痛が再現されることがあります．このように筋筋膜性腰痛は動作時の疼痛再現がむずかしいため評価に惑わされることがありますので注意してください．仙腸関節障害の場合も斜め後ろへの伸展動作で痛みが誘発されることがあります．

側屈・回旋

　腰椎の側屈運動での腰痛の再現をみます．椎間関節障害や仙腸関節障害の場合には，障害側への側屈や回旋運動で疼痛が再現されます．筋筋膜性腰痛の場合も同様に，側屈や回旋によって筋の伸張負荷や圧縮負荷が加わることで腰痛再現されることがあります．またまれに椎間板障害が椎間板の側方に限局する場合には，側屈で腰痛が誘発されることがあります．

　脊柱所見では椎間板障害，椎間関節障害の特異性は高いと考えますが，仙腸関節障害，筋筋膜障害による腰痛は特異性が少ないため病態推定には圧痛点をより重視します．

> **memo　専門医への紹介所見① SOS**
>
> 　成長期のアスリートが腰椎伸展時痛やKemp手技にて腰痛が誘発される場合には，腰椎椎弓の疲労骨折の可能性が高く，初期の段階で適切に治療すれば正常に治癒する可能性があるため，脊椎専門医に紹介してください．
>
> 　腰部脊柱管狭窄症で神経根が強く狭窄されている場合，斜め後ろへの伸展動作によって障害神経根の圧迫が増強され下肢の放散痛が誘発されます（Kempテスト陽性）．このような所見を認める場合には脊椎専門医による評価と加療を必要とします．

3　圧痛点

　腰痛の発生源を知るために必須の検査です（図4，5）．立位での脊柱所見の後に診察ベッドに**腹臥位**とし，検者は左側に立って圧痛をみます．疼痛の閾値は人によって異なりますので，押す力を調整しながら，特異的に疼痛が誘発される部位を念入りに探します．もし極端に疼痛閾値が低く，どこを押しても痛い人は中枢性感作と呼ばれる痛みに過敏な状態にあることも疑われます．

　まず**上位腰椎の棘突起を両母指で圧迫し，次いで下位のほうへ移動しながら圧痛を訴える部位を特定します**．例えばL4棘突起を圧迫するとL3/4椎間とL4/5椎間の椎間関節や椎間板に物理的負荷が加わり，同部に病態が存在する場合に疼痛を訴えます．そのため**L4とL5の棘突起に圧痛がある場合にはL4/5椎間の障害が存在することを示唆します**．

　上後腸骨棘のやや内側の仙腸関節部に圧痛を認める場合は仙腸関節障害が疑われます．

　次いで腸骨稜の脊柱起立筋の付着部に圧痛がある場合には，筋筋膜と骨との接合部位の障害である脊柱起立筋付着部障害を疑います．

　また脊柱起立筋の外側縁，横突起の付着部付近に圧痛を認める場合には腰背筋膜由来の腰痛や

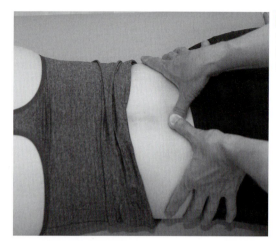

図4 棘突起の圧痛の診方

両母指を棘突起に当て，体重を加えながら疼痛誘発の有無を評価する．
症状を呈していない部位との比較で評価する．

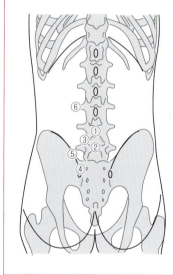

図5 各病態による圧痛点

左L4/5 椎間関節障害：①②③
L4/5 椎間板障害：①②
左仙腸関節障害：④
左筋付着部症：⑤
左腸肋筋由来の
筋筋膜障害：⑥
L4/5 棘突起インピンジメント障害：
①と②の間

脊柱起立筋筋膜由来と考えられます．

　棘突起に圧痛がなく，棘突起間に限局した圧痛を認める場合には棘突起インピンジメント障害を疑います．

4 追加のテスト

　腰痛の病態を探るために有用で汎用性のあるものを紹介します．
　圧痛の評価をした後に，**腹臥位のままで**大腿神経伸張テスト，腹臥位股関節伸展テストを行い，次いで患者を**背臥位**にさせ下肢伸展挙上テストを行い，神経学的所見を取ります．

大腿神経伸張テスト（femoral nerve stretching test：FNST）

　腹臥位で他動的に膝関節を屈曲させることによって，大腿神経に伸張力を加えます．鼠径部から大腿前面，下腿内側に疼痛が放散する場合を陽性とし，L3/4 椎間の椎間板ヘルニアなどによ

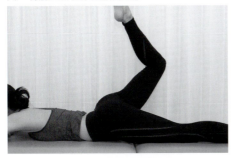
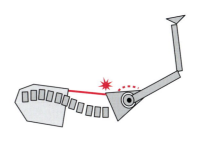

A　背筋による骨盤前傾運動

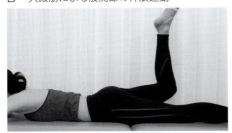
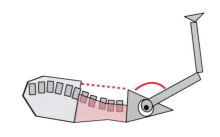

B　大殿筋による股関節の伸展運動

図6 prone hip extension test（PHEテスト）

腹臥位で膝を曲げて下肢挙上動作を指示する．
筋筋膜性腰痛や脊柱起立筋付着部障害の患者は脊柱起立筋活動による骨盤前傾運動を使って下肢を挙上させるため，腰痛が再現される．
正しい挙上は，体幹を安定させて，大殿筋を用いた股関節伸展動作による下肢挙上運動であり，リハビリテーションとしてこの機能を学習させる必要がある．

るL4神経根障害を疑います．

腹臥位股関節伸展テスト（prone hip extension test）（図6）

　腹臥位で膝軽度屈曲位として自分で下肢を持ち上げるように指示します．筋筋膜性腰痛や脊柱起立筋付着部障害で脊柱起立筋の過活動が生じている患者は脊柱起立筋活動による骨盤前傾運動を使って下肢を挙上させるため，腰痛が誘発されます．このような運動方法を用いていると，歩行時に下肢を後ろに蹴り出す際にも脊柱起立筋の活動による骨盤前傾運動を行っている可能性があります（Ⅳ章図8，p76）．そのため何らかの対症療法でいったん痛みが治まっても，同じ歩き方をしていれば再発は必然です．正しい下肢の挙上は，体幹を安定させて，大殿筋を用いた股関節伸展動作による下肢挙上運動であり，リハビリテーションとしてこの機能を学習させる必要があります（Ⅴ章図12，p91）．

> **memo　アスリートは股関節回旋可動性もチェック**
> アスリートに対しては腹臥位の状態で**股関節の内外旋可動性も評価**します．股関節の回旋可動域制限は腰部障害の誘引となりますので評価しておきましょう．

下肢伸展挙上テスト（straight leg raising test：SLR テスト）

背臥位で伸展した下肢を挙上させた際に，下肢への放散痛の有無をみます．腰椎椎間板ヘルニアによる L5 や S1 の神経根障害や坐骨神経に滑走障害が生じている場合には，下肢挙上により坐骨神経が伸張され障害部位に刺激が加わり下肢痛が誘発されます．椎間板ヘルニアに特異度の高い検査ですが，**仙腸関節障害の場合，下肢を伸展して自動運動で挙上する際には，下肢の重みによって腸骨に回旋力が加わり，その負荷によって疼痛が出現することがあります（active SLR テスト）**．そのため椎間板ヘルニアと仙腸関節障害の鑑別が困難になるので，SLR テストのときは患者に力を抜いてもらい，他動的に挙上させることに留意します．

神経学的所見

下肢の知覚低下を評価し，足部の筋力を評価します．前脛骨筋，長母指伸筋の筋力低下の頻度が高いので，足関節と母指の背屈筋力は必ず評価しましょう．下肢痛を呈したり，SLR テストが陽性になる患者をみる際には椎間板ヘルニアを疑って神経学的所見はより詳細に取ってください．

> **memo　専門医への紹介所見②　SOS**
>
> 明らかな下肢筋力の低下を認める場合には，神経障害が疑われますので脊椎外科医に紹介してください．

5　腰痛者の機能的な分類（アルゴリズム）

収集した所見から腰痛の病態を推定していきます（表 2，図 7）．各病態に多く認められる所見を列記します．これらの評価は生体力学的背景から推察されるもので，ある程度の信憑性を持つと考えます．

椎間板性腰痛に多い所見
- 骨盤後傾位での腰痛の誘発．
- 立位前屈時の腰痛誘発と前屈可動域制限．
- 障害椎間上下の棘突起に限局する圧痛（L4/5 椎間板障害の場合には L4 と L5 棘突起の圧痛を認め，椎間関節部に圧痛を認めない）．

椎間板ヘルニアを疑う所見

椎間板性腰痛に多い所見に加えて，以下がみられます．
- 前屈動作時の下肢痛の誘発．
- SLR テストによる下肢痛の誘発．
- 下肢の知覚・筋力低下．

椎間関節性腰痛，腰椎分離症（椎弓疲労骨折）に多い所見
- 骨盤前傾位での腰痛．

表2 各病態に多い診察所見

腰痛の病態	陽性となりやすい所見
椎間板性腰痛	・骨盤後傾位での腰痛 ・立位前屈時の腰痛誘発と前屈可動域制限 ・障害椎間上下の棘突起に限局する圧痛
椎間板ヘルニア	椎間板性腰痛に多い所見に加えて， ・前屈動作時の下肢痛誘発 ・SLRテストによる下肢痛誘発 ・下肢の知覚・筋力低下
椎間関節性腰痛 椎弓疲労骨折（腰椎分離症）	・骨盤前傾位での腰痛 ・腰椎伸展時の腰痛誘発＋椎間関節の圧痛点と同側へのKemp手技での腰痛誘発 ・障害椎間上下の棘突起と椎間関節部の圧痛
筋筋膜性腰痛	・局在の不明瞭な腰痛 ・動作時のある瞬間の腰痛 ・前屈時の伸張痛や伸展時・斜め後ろ伸展時の圧縮痛 ・脊柱起立筋外側縁の圧痛
脊柱起立筋の腸骨付着部症	・立ち上がり時，作業時の腰痛 ・前屈時の伸張痛や伸展時・斜め後ろ伸展時の圧縮痛 ・腸骨稜の圧痛
仙腸関節性腰痛	・one finger test陽性 ・上後腸骨棘付近の圧痛 ・active SLRテストにて腰痛誘発

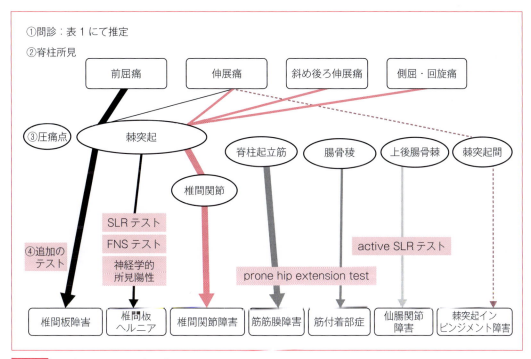

図7 腰痛評価のアルゴリズム

脊柱所見，圧痛点から病態を推定する手順を示す．太い線は頻度が高いことを表す．

- 腰椎伸展時の腰痛の誘発．
- 椎間関節の圧痛．
- 斜め後ろ伸展での腰痛誘発．
- 障害椎間上下の棘突起と椎間関節部の圧痛（L4/5左椎間関節障害の場合にはL4とL5棘突起の圧痛を認め，L4/5椎間関節部に圧痛を認める）．

筋筋膜性腰痛に多い所見
- 局在の不明瞭な腰痛．
- 動作時のある瞬間の腰痛．
- 前屈時の伸張痛や伸展時・斜め後ろ伸展時の圧縮痛．
- 脊柱起立筋外側縁の圧痛．

脊柱起立筋の腸骨付着部症に多い所見
- 立ち上がり時，作業時の腰痛．
- 前屈時の伸張痛や伸展時・斜め後ろ伸展時の圧縮痛．
- 腸骨稜の圧痛．

仙腸関節性腰痛に多い所見
- one finger test 陽性．
- 上後腸骨棘付近の圧痛．
- active SLR テストにて腰痛誘発．

病態分類の注意点を以下に記します．

各々の病態は重なり合う

各々の病態はオーバーラップすることがあります．特に筋筋膜性腰痛は，その病態がほかの関節障害性腰痛の発症メカニズムとなるため合併率が高くなります．このため筋筋膜性腰痛の所見が前面に出ていると，その奥に隠された病態を見誤ることがあるため注意が必要です．

経時的な評価が大切

筋筋膜性腰痛の所見が混在している場合には，経時的にこれらの所見が軽減すると真の病態がみえてくることがあります．このため一度の診察で病態推察ができなかった場合でも，非ステロイド性抗炎症薬（NSAIDs）などの投与で治療を行いながら，数週間をおいて再度評価しましょう．

下位椎間板障害と仙腸関節障害（前屈型）の鑑別

両者には共通の症状が多く，鑑別に難渋することがあります．いずれも前屈で腰痛を呈し，鼠径部痛を呈することがあり，SLRテストで疼痛が誘発されることがあります．

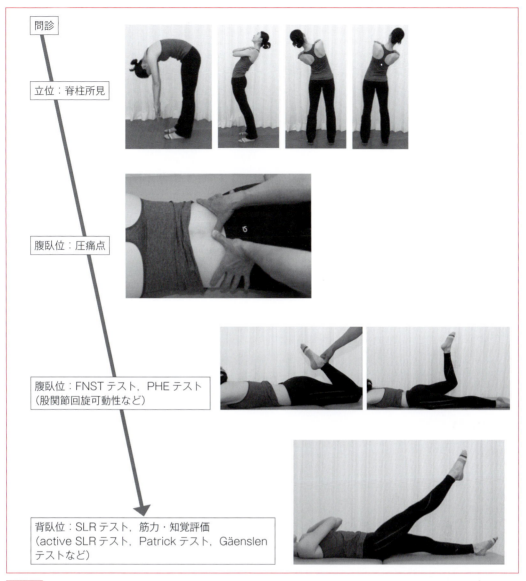

図8 腰椎診察の手順

問診の後，立位にて脊柱所見をとり，腹臥位にて圧痛点を評価しFNSTテスト，PHEテストを行い，次いで背臥位にてSLRテスト，筋力・知覚評価を行う．状況によって腹臥位にて股関節回旋可動性，背臥位にてactive SLRテスト，Patrickテスト，Gäenslenテストなどを行う．

6 腰痛診察手順のシステム化

　腰痛の診察手順をシステムにしてしまうと，毎回の診察のときに評価の"もれ"がなくなります．図8のように，問診，立位での脊柱所見，腹臥位での圧痛所見と各種テスト，背臥位での各種テストを行う流れで診察することをお勧めします．

2 整形外科医による専門的評価

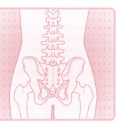

「1　プライマリドクターの診察手順」で解説した基本的な評価によって病態を推定した後に，専門的評価方法によって，その病態をより詳細に正確に評価します．

1 画像検査

X線所見

単純X線の立位正面像・側面像に加えて，腰椎分離症を疑う場合には斜位像を，腰椎不安定性や可動性を評価する場合には側面像の前後屈位（機能撮影）撮影を行います．

椎間板変性に引き続き椎間板腔の狭小化が生じている場合にはX線にて椎間板高の減少としてとらえられます．しかし，この所見は加齢に伴って高い頻度で生じますので，正常な加齢性変化である可能性が高いので注意してください．椎間板高減少に伴って骨棘形成などの変形性変化も生じてきますが，これらの変化は不可逆的な変形ですので，X線所見が現在の症状を必ずしも反映していないことに留意してください．

腰椎分離症は斜位像で犬の首の部分（図9矢印）に骨欠損を認めることで評価されます．しかし，単純X線にて明らかな分離所見を認める場合には末期の腰椎分離症（Ⅲ章-3-1，p63参照）です．この場合は安静での骨癒合は期待できないので，コルセット装着して運動禁止とする対処は無意味です．

アライメント異常として側弯や後弯の変形を認めることがあります．椎間板ヘルニアにより疼痛性側弯が生じることはよく知られていますが，椎間関節障害によっても荷重による疼痛増強を避けるために疼痛側と対側への側弯を呈したり，障害分節の前弯が減少する局所的後弯を呈することがあります（図10）．

腸骨稜の骨棘形成を認めることがあり，脊柱起立筋の付着部への牽引負荷によって骨形成が促された結果と考えられます（図11）．筋付着部痛を呈しているときに，圧痛部位と同じ場所に骨棘形成を認める場合には，現在の腰痛の病態と判断します．

MRI所見

MRIでは軟部組織の評価や炎症の有無を評価します．

椎間板は変性によって髄核内の水分量が減少することで低信号変化を呈します（図12）．また横断像で髄核と線維輪の境界が不明瞭となり線維輪の中に髄核が侵入した画像を呈することがあり，診察所見で椎間板性腰痛を疑う部位にこれらの変化を認める場合には，線維輪損傷による椎間板性腰痛を呈していると評価します（図13）．

このような線維輪の損傷が繰り返されると，髄核が線維輪を穿破して**椎間板ヘルニア**（図12

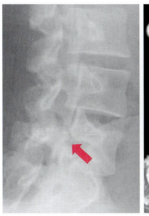
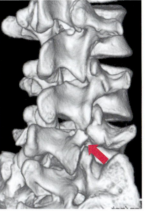

図9 末期分離症の単純X線斜位像および3DCT画像

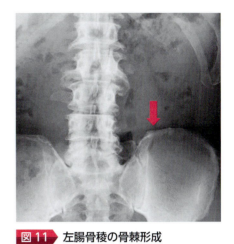

図11 左腸骨稜の骨棘形成

脊柱起立筋付着部障害患者の単純X線所見．腸骨稜に骨棘形成を認める．

図10 椎間関節性腰痛にて受診した患者の単純X線正面像と側面像

側弯と下位腰椎の前弯減少を認めるも，3カ月後にはアライメントは正常化した．

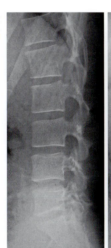
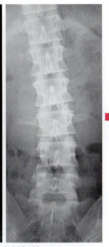
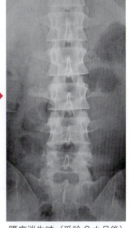

腰痛時（受診時）　　腰痛消失時（受診3カ月後）

図12 MRIによる椎間板変性の変性所見

L5/S1椎間板の変性所見（右図）と椎間板ヘルニア所見（左図矢印）．

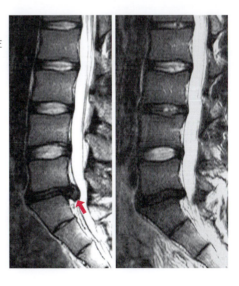

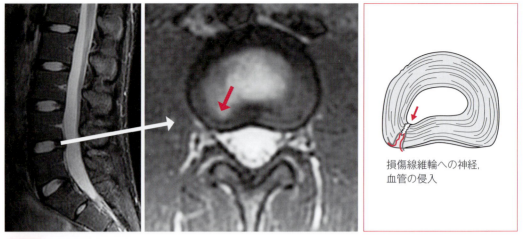

図13 椎間板性腰痛を疑わせる大学サッカー選手

MRI矢状断像にて椎間板変性所見を認めないが，横断像にて髄核の辺縁不鮮明と右後方への偏位を認め，線維輪の損傷が疑われる．

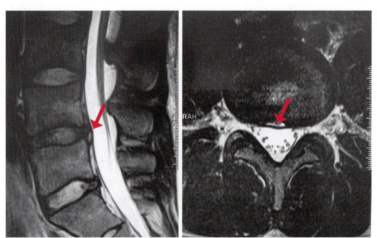

図14 椎間板性腰痛を呈する19歳男性野球選手

MRIにてL4/5椎間板変性と椎間板後方の高輝度領域（HIZ）を認める．

左）となります（Ⅲ章-3-2，p66参照）．神経症状を呈している場合には椎間板ヘルニアによる神経根の圧迫状態をみるとともに，脊柱管狭窄の有無も評価します．

　脊柱管狭窄を伴い，神経根がヘルニアと椎弓の間に挟まれて絞扼性障害を呈している場合には，SLR所見のみならず，Kempテストも陽性となり，このような場合には保存加療に抵抗し，運動やスポーツ活動によって疼痛が再燃することが多いため手術加療になる可能性が高まります．

　また移動した髄核は血流の豊富な部位においては自己の免疫作用によって縮小・吸収されてしまいます．このようにして線維輪の後方辺縁に移動した髄核が吸収されると，血管や神経組織に富む肉芽を形成し，MRI画像上は局所的高信号を呈する部分として描出されます（high intensity zone：**HIZ**，図14）．この部位は神経組織を多く含むため椎間板性腰痛の発痛部位になると考えられています．

　腰椎分離症（椎弓疲労骨折）の初期の評価にはMRIが有用です．MRI-STIR画像によって骨の炎症による水分量増加が描出され，ごく初期の疲労骨折も評価することができるため，治療方法

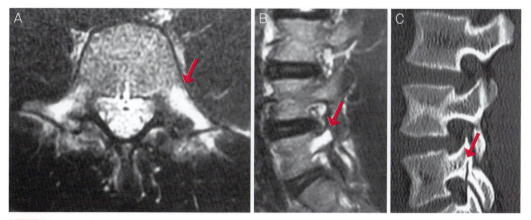

図15 第5腰椎分離症を呈する13歳陸上選手

A・B：L5椎弓根から椎弓にかけてMRI-STIR画像にて高信号変化を認める．
C：CT矢状断再構成画像にて同部位に進行期の分離所見を認める．

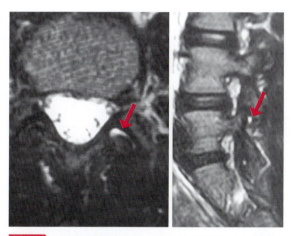

図16 椎間関節障害を呈する大学バドミントン選手

MRI-STIR撮像にて左椎間関節内に高輝度変化を認める．

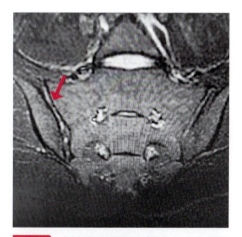

図17 右仙腸関節障害が疑われる大学陸上ハードル選手

MRIにて右仙腸関節（後仙腸靭帯部）に高輝度変化を認め，仙腸関節障害を疑いブロック注射を行ったところ，腰痛は著明に改善した．

決定に必須の検査です〔図15，Ⅲ章-3-1（p63）参照〕．

　椎間関節障害において関節の炎症がMRI-STIR画像にて高信号に描出されることがあります．診察所見にて椎間関節障害を疑い，当該椎間関節にこのような変化を認める場合には椎間関節障害の可能性が高まります（図16）．

　仙腸関節障害において炎症が強い場合には仙腸関節に高信号所見を認めることがあります（図17）．しかしこれらの所見が描出されることはまれですので，仙腸関節障害を疑う際に一律にMRI検査を行う必要はなく，画像所見が陰性であることから本障害を否定することはできません．

　筋筋膜障害において炎症が強く生じている場合には，まれに筋膜周囲に高信号領域を認めることがあります（図18）．

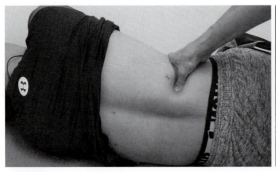 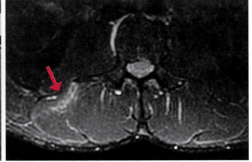

図18 脊柱起立筋外側に圧痛を認め筋筋膜性腰痛を疑う大学野球選手

MRI-STIR 画像にて横突起付着部から脊柱起立筋（腸肋筋）内に高信号変化を認める．

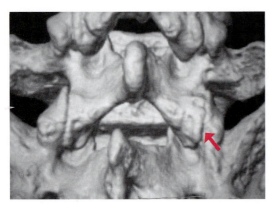

図19 椎間関節障害を疑う48歳女性

3DCT 画像にて右 L5/S1 椎間関節に骨棘形成を認める．

CT所見

X線所見で描出されない微細な変化はCTで描出されることがあります．ただし，被曝線量が多いことや費用がかかりますのでその適応は慎重に行います．

椎間関節変形性変化は初期の段階では単純X線では描出されませんが，CTによって椎間関節周囲の骨棘形成を描出することができます（図19）．

腰椎分離症（椎弓疲労骨折）の末期以前の骨変化は単純X線では描出されませんので，CTで評価します（図15C）．

2 ブロック注射

腰痛の病態を推定し，その病態をより正確に評価する場合や，症状が強く治療的診断を行うときには，推定障害部位へのブロック注射が用いられます．ブロック注射による疼痛軽減効果により評価が行われるため，ブロック注射前には必ず脊柱所見をみます．

椎間関節ブロック（図20）

患者は透視イメージ台に腹臥位とし，診察所見の圧痛点から推定された椎間関節高位を画像所見で確認します．次いで障害側を高くした半側臥位とし，椎間関節の関節裂隙を描出します．カ

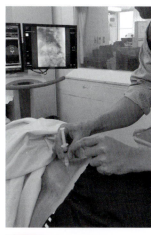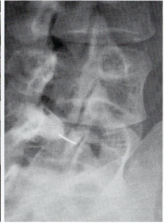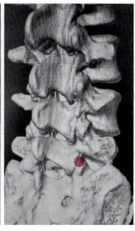

図20 椎間関節ブロックの風景

患者は腹臥位とし，推定された椎間関節の高位を確認する．次いで障害側を高くした半側臥位とし，障害推定椎間関節関節裂隙（図は右L5/S1）を描出し，カテラン針を関節裂隙に刺入し，局所麻酔薬を数mL注入する．ブロック注射が有効な場合には即時的に疼痛や可動域制限は改善する．

テラン針のイメージが点になるようにしながら，関節裂隙近くまで針を進めます．この際，針の先端が関節に当たるときの疼痛が，普段感じている腰痛の場所と一致するか否かを確認し（再現性の確認），局所麻酔薬を数mL注入します．ブロック注射後に運動時痛や可動域制限が改善された場合には有効と判断し，当該椎間関節が現在の病態と判断します．

仙腸関節ブロック（図21）

患者は立位で両手をベッドにつくように前屈位とし，障害側の上後腸骨棘の内側縁からカテラン針を地面に対して垂直に刺入します．この際，針は仙腸関節の関節軟骨が存在する真の関節内には到達しておらず，後仙腸靱帯内に刺入されていると考えられます．刺入時にいつも感じている腰痛と同じ部位に疼痛が生じているか否かを聞いて再現性を確認した後に，局所麻酔薬10mLを注入し，疼痛の軽減効果を評価します．多くの仙腸関節障害患者はこのような後仙腸靱帯内へのブロック注射が有効で，このことは本障害の病態は関節内の炎症や変形性変化ではなく，関節周囲靱帯の障害の可能性を示唆します．

筋付着部ブロック（図22）

脊柱起立筋の腸骨稜付着部の障害を疑う場合には圧痛を呈する部位へのブロック注射を行います．患者は腹臥位か座位を取り，圧痛点に向けてカテラン針を刺入し，腸骨に針を当て再現痛を確認した後に局所麻酔薬10mLを注入し，疼痛の変化を確認します．典型例では立ち上がり時などの動作時痛が軽減します．

筋筋膜性腰痛へのブロック注射

筋筋膜性腰痛の場合，筋間の筋膜や，横突起の筋膜付着部に圧痛を呈し，同部位へのブロック注射が行われます．その際に超音波画像診断装置を用いると部位の同定に有用です．超音波画像

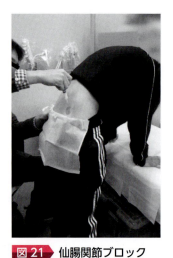

図21 仙腸関節ブロック

患者は立位でベッドに手をついた前屈姿勢を取り，上後腸骨棘の内側縁から仙腸関節の方向へほぼ垂直にカテラン針を刺入し，再現痛を確認した後に局所麻酔薬 10mL を注入する．

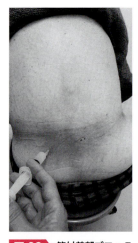

図22 筋付着部ブロック

脊柱起立筋の腸骨稜付着部の圧痛部位にカテラン針（やせていれば通常の注射針）を刺入し腸骨稜に針を当てて再現痛を確認し，局所麻酔薬 10mL を注入する．

で筋膜周囲の炎症によって線維化している部位は高輝度変化を呈していることが多く，その部位を探して，同部位にカテラン針を刺入し，再現痛を確認して，局所麻酔薬を注入します．この際に局所麻酔薬を用いずに生理食塩水を入れても除痛効果が認められることがあります（hydrorelease）．これはⅢ章-2-4（p56）に記載される筋筋膜性腰痛の病態の一つと考えられている筋膜線維化による筋膜間の滑走性障害による疼痛（musculofascial pain syndrome：MPS）に対する，癒着剥離による除痛効果と考えられます．

棘突起間ブロック注射

棘突起インピンジメント障害が疑われる場合には障害推定棘突起間にブロック注射を行います．圧痛部位に注射針を刺入し局所麻酔薬 5mL を注入します．ブロック注射によって腰椎伸展時痛が消失することで治療的診断が行われます．

椎間板造影・ブロック注射

椎間板に穿刺操作を行うことは椎間板の変性を促進させると考えられていることから，椎間板障害を疑う患者で，症状が遷延化していて，競技会など治癒までの期限が設けられている場合や，手術加療を検討しその病態を明らかにする必要性が高い場合に行います．半側臥位で透視下に腰椎後側方から，椎弓の側方をかすめて椎間板腔に専用針を刺入します．透視イメージの正面像・側面像にて針の先端が椎間板内に入っていることを確認し，造影剤を椎間板腔内に注入し，腰痛の再現を確認します．次いで少量の局所麻酔薬やステロイド剤を注入し，ブロックの効果を検証します．また CT 画像を撮影し，造影剤の進展状況から，椎間板造影後の線維輪の損傷状態も評価します．

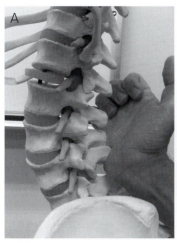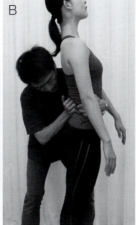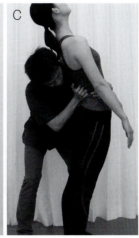

図 23 椎間関節制動操作（Mulligan コンセプト SNAGS 変法）

障害推定分節の棘突起を検者の小指球部で持ち上げ，患者に疼痛誘発動作である自動伸展動作を行わせ，疼痛の軽減の有無を評価する．徒手介入によって動作時の疼痛が軽減すれば，同分節の障害と推定される．

3 徒手療法を用いた評価（疼痛除去テスト）

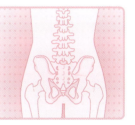

　これまで述べてきたように，多くの腰痛は発痛部位（椎間板，椎間関節，仙腸関節，筋筋膜，骨，神経）にメカニカルストレスが加わることで，腰痛を生じます．これから紹介する方法は，徒手療法に用いられる手技によって疼痛推定部位へのメカニカルストレスを減弱させ，腰痛の軽減の有無によって発痛部位を判断する方法で，疼痛除去テストと呼んでいます．疼痛の軽減によって病態を推定する点では，I 章 -2-2（p16）の各種ブロック注射と同様ですが，医師以外の医療従事者やトレーナーも行うことができ，非侵襲的で，医療コストもかからないことが利点です．以下にその手法を紹介します．

椎間関節制動操作（Mulligan コンセプトの SNAGS 変法）（図 23）

　問診や圧痛，動作時痛の結果から椎間板障害，椎間関節障害を推測した場合，この方法を行います．まず，患者を前屈させ棘突起間を広げ，検者の小指球部を障害推定された分節の棘突起間に当てます（図 23A）．次いで椎間関節の関節面をイメージしながら棘突起を垂直方向に上げながら（図 23B），患者の腰痛が出現する運動方向に自動運動を行わせます（図 23C）．患者の自動運動に合わせて，障害推定分節を制動することで運動時の疼痛が軽減すれば，障害推定分節の非生理的な挙動が生理的な挙動に変化したと推察し，同分節の障害と判断します．

　本手法の機序を明らかにするため，伸展型腰痛を呈し，L4/5 椎間関節障害を疑った腰痛者のL4/5 椎間に SNAGS 変法を行った介入前と介入後の腰椎最大伸展時側面 X 線画像を解析しまし

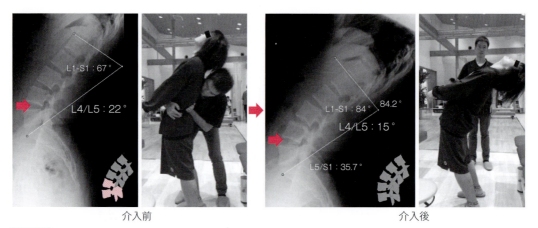

図24 L4/5 椎間関節性腰痛に対して SNAGS 変法にて椎間関節制動介入を行った前後の腰椎挙動変化

介入前は L4/5 腰椎の伸展挙動が大きかったが，椎間制動操作を行った後は L4/5 の挙動は減少し，ほかの椎間挙動が増加し，腰椎全体の伸展可動性は高まった．また伸展時の腰痛も軽減している．

た（図24）．その結果，介入後には L4/5 椎間挙動は減少し，ほかの椎間の可動域は拡大し，腰椎柱全体の可動性は高まっていました．この結果から，この腰痛者は L4/5 分節の障害を呈していると評価され，最適な運動療法を示す根拠とすることができます．

仙腸関節制動操作（図25）

問診や圧痛，動作時痛の結果から仙腸関節障害を推測した場合に行います．仙腸関節障害は，腸骨に対して仙骨が後方回旋することで疼痛が誘発されるカウンターニューテーション型（図25A），前方回旋することで疼痛が誘発されるニューテーション型（図25B），仙腸関節の不安定性によって疼痛が誘発される不安定型（図25C）の3つのタイプがあります．このため異なる3つのタイプによって対処方法（運動療法）は変わってきますので，仙腸関節制動操作によりこれらのタイプ分類を行います．また，この方法で痛みが消失・軽減することで，仙腸関節が発痛部位と判断します．

筋筋膜アプローチ

問診や圧痛，動作時痛の結果から筋筋膜障害を推定した場合，この方法を行います．筋を覆っている筋外膜と皮膚の間の脂肪層のなかには superficial fascia，筋外膜のすぐ上には deep fascia が存在します（図26）．脂肪層と superficial fascia（図26），筋外膜と deep fascia 間（図27），筋間筋膜（図28）には疎性結合組織を介して互いに滑走する機能を有しています．厳密にこれらを区別することはむずかしいものの，検者は指先や肘頭の感覚で深さを調整して筋膜間の滑走性を評価し，動きの悪い部位には，滑走性を改善するアプローチ（図26～28）を行います．この方法で痛みが軽減するか消失すれば，皮下組織や筋が発痛部位で筋膜とほかの組織間や筋間の滑走性障害による症状と判断します．

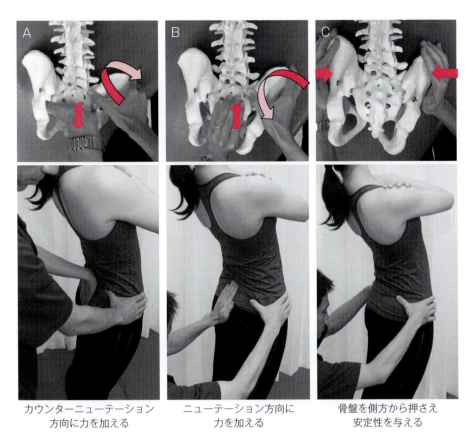

図 25 仙腸関節に対する制動操作

仙腸関節を徒手的に制動しながら，疼痛誘発動作を行わせ，疼痛の軽減効果をみる．疼痛が軽減されれば，仙腸関節障害と評価することができ，ブロック注射と同様の診断的価値を有する．
A：カウンターニューテーション方向に力を加えることで動作時の腰痛が軽減した場合は，ニューテーション型と評価される．

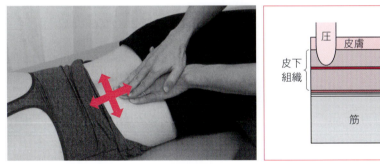 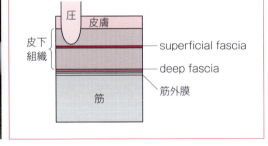

図 26 superficial fascia の滑走性評価

皮下組織のレベルを動かすイメージで指先で圧を加え，十字方向に滑走性の乏しい部位を評価する．同部位を剥離するように動かす操作の介入によって疼痛が軽減された場合には，同部位に筋膜障害が存在することが示唆される．

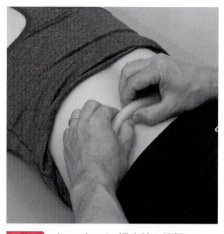 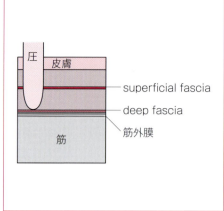

図 27 deep fascia 滑走性の評価

皮下組織をつまみ，筋筋膜とその上の皮下組織（脂肪）の間を滑らすように動かす．滑走性が低下し，疼痛を伴う部位は障害部位と推定され，同部の剥離操作を行うことで症状が軽減される場合には同部位の筋膜障害と推定する．

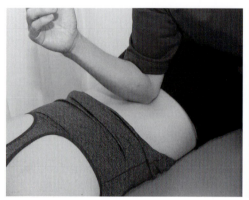 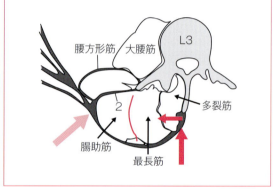

図 28 筋間筋膜の評価

肘頭を用い，多裂筋と最長筋の間は濃赤矢印，腸肋筋と腰方形筋の間は淡赤矢印の方向に力を加える．筋膜間の滑走性を与えるように剥離操作を行う．同操作の介入によって症状が改善される場合には，同筋間の滑走性障害による症状と評価される．

椎間孔拡大操作（図 29）

　問診，脊柱所見，神経伸張テストや神経学的所見から神経根障害を疑う場合に行います．まず患者は四つ這い位で骨盤を後傾させ，障害分節の椎間孔・脊柱管が広がるように腰椎後弯位を取らせます．次に検者は拡大させる椎間の上位の棘突起に小指球部を当て，棘突起を頭側に挙上させながら，患者に正座させるように膝を曲げさせます．このとき，棘突起が尾側に下がってくるのに拮抗した力を加え，障害推定椎間の椎間孔・脊柱管の拡大を促します．同様の操作を数回繰り返すことで，施行前の神経症状の改善が得られれば，椎間孔・脊柱管の狭窄による神経根の圧迫が腰下肢痛の発生要因と判断します．もし L5 椎弓棘突起の挙上操作によって症状が軽減したならば，L5/S1 椎間の脊柱管狭窄による S1 神経根障害か，同椎間の椎間孔狭窄による L5 神経根障害を疑います．このような評価介入によって，同時に症状軽減効果が得られ，運動療法の方

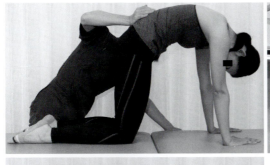
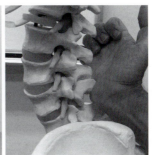
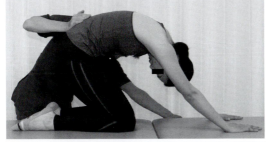
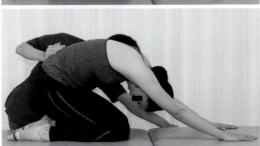

図29 椎間孔拡大操作

四つ這い位にて，推定される障害分節の棘突起を挙上させる方向に力を加えながら，骨盤後傾，腰椎後弯を保たせて自動運動で正座の姿勢にさせる．この操作によって椎間孔・脊柱管が拡大され，症状が軽減すれば当該分節の障害と評価される．

向性も定まります．

末梢神経滑走操作（図30）

　問診，脊柱所見，神経伸張テストなどの結果から椎間板ヘルニアや脊柱管狭窄症に伴う，末梢神経の圧迫や癒着などによる滑走障害と推測した場合にこの方法を行います．患者は患側下肢を上にした側臥位となり，障害側の下肢を前方に位置させ，坐骨神経が最も伸張され，緊張する肢位を取ります．この肢位で検者は骨盤に側屈操作を加えて，腰椎の側屈運動を繰り返させ，障害神経に緊張と弛緩を繰り返し与えることで神経の滑走性を促します．この操作によって症状の改善が得られれば，同神経が障害部位と判断します．ただし，椎間板ヘルニアや脊柱管狭窄症による急性期の神経根障害を呈している時期には本操作によって強い疼痛が誘発されるため禁忌です．

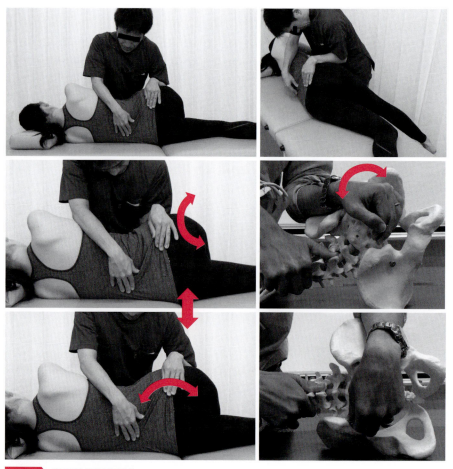

図30 坐骨神経滑走操作

急性期の炎症症状が軽減するも動作時の下肢痛を有する，神経根，坐骨神経の滑走障害を疑う患者に行う．患者は患側を上にした側臥位になり，SLRテストと同様に患側下肢を前方へ出し，坐骨神経を伸張させる．検者は右母指で障害推定分節の棘突起を押さえ，左前腕で骨盤を側屈方向に動かし，坐骨神経の伸張・弛緩を繰り返しその滑走性を獲得させる．
尾側方向に骨盤を誘導する場合は大転子，頭側方向に誘導する場合は腸骨稜を前腕で誘導し，検者の身体全体を用いて動かす．

まとめ

　これまでの腰痛の評価方法をまとめたものを図31に示します．
　問診によって腰痛の発生原因を推定し，脊柱所見や圧痛部位評価によって腰痛の震源地を推定します．次いで整形外科的な評価として画像所見やブロック注射の効果判定から障害部位を診断します．また徒手療法を応用した疼痛除去テストによっても機能的な病態評価が行えます．
　ブロック注射や疼痛除去テストを行い一時的に疼痛が軽減しても，日常生活やスポーツ活動の再開によって腰痛が再発しますので，その患者の腰痛の病態，疼痛誘発機序に最適な運動療法を提示し，実践させることが必要となります．

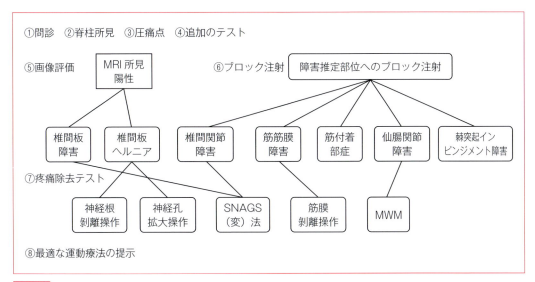

図31 腰痛の評価方法のまとめ

MWM：mobilisation with movements.

memo　徒手療法の効果

　ここで紹介してきたSNAGS変法のような徒手的介入は徒手療法といわれ，治療法として発展してきました．即時的に疼痛を軽減するなど，腰痛に対しても効果は高いです．しかし，セラピストの徒手による疼痛軽減の成功体験は，腰痛改善における患者のセラピストに対する依存心を大きくする危険性があります．

　そこでわれわれは，徒手的介入はあくまでも評価であることを伝え，痛みの軽減は患者自身で運動療法などで改善することを強調しています．

II 腰痛の障害程度を評価しよう！
―重症度の評価―

　運動器の障害を的確に評価して最適な対処を行うためには，その障害部位を評価する病態分類に加えて，その障害の程度を評価する重症度分類が必要になります．本章では腰痛を起こす病態の重症度を評価する方法を解説します．

1 運動器の組織障害の進行

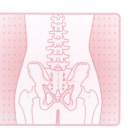

　身体を動かすこと，特に何らかの不適切な身体の使い方をした際には，運動器のいずれかの組織（骨，軟骨，靱帯，筋，腱，神経など）に物理的な負荷が加わり（図1，表1），はじめは動作時に局所の違和感程度の軽い症状が出ます（**ステージⅠ**）．

　そして負荷が続くことによって，組織に微細な損傷（micro injury）が生じると，動作を行うときに痛みを伴うようになります（**ステージⅡ**）．

　さらに負荷が加わり続けると，微細損傷が生じた部位で白血球が炎症性サイトカインを放出し，組織修復のために血管が増生し損傷組織の血流を増やし，同時に神経組織が侵入し組織の損傷状態を"痛み"として脳に伝えます．このように血管が増えて損傷組織局所が腫脹し，熱を持ち，発赤し，疼痛を生じるようになった状態が"炎症"です．炎症が生じると，動作を終えた後にも疼痛が生じる，典型例では翌日の起床時にも痛みが残るようになります（**ステージⅢ**）．この時期の組織の炎症状態は水分量増加を反映してMRI-STIR画像にて高信号変化として描出されます．

　炎症を起こした組織には炎症性サイトカインに引き寄せられた線維芽細胞が集簇し，コラーゲ

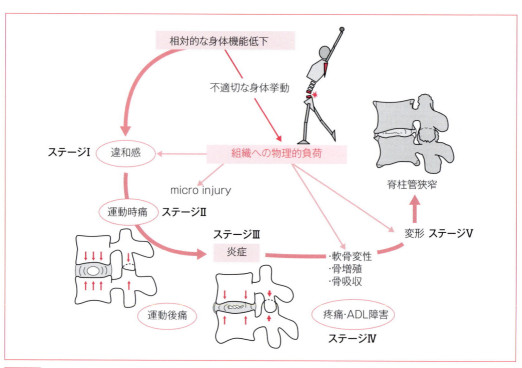

図1 組織の障害の進行

表1　運動器障害のステージ分類

ステージ	I	II	III	IV	V
組織変化	—	微細損傷	炎症	骨増殖・吸収 / 軟骨変性	変形
X線変化	—	—	—	骨棘形成・疲労骨折 / 関節裂隙狭小	OA変化
MRI所見	—	—	MRI-STIR画像 高輝度変化	軟骨変性	神経圧迫所見
症状	違和感	運動時痛	運動後の疼痛	ADL障害	ROM制限 神経障害
X線所見による分類	機能的障害			器質的障害	

ンを産生して損傷部位を修復します．この際に炎症を起こしている組織に負荷が加わり続けると，炎症は継続し，正常な修復は妨げられ，線維芽細胞はコラーゲンを作り続け，神経は組織にとどまり続けて痛みを発し続けます．このような不適切な治癒過程においては，骨の増殖や吸収機転が生じ，椎間板は変性し，椎間板腔は減少し変形性変化が始まります．この段階ではX線検査にて，椎体辺縁に骨棘を形成したり，椎弓の骨吸収を認めたり（疲労骨折），椎間板高の減少を認めるようになります（**ステージIV**）．

さらに軟骨の変性や骨が増殖する変形性変化が進行すると，変形性脊椎症へ進展し，増殖した椎間関節の骨棘や，椎体辺縁の骨棘や膨隆した椎間板，肥厚した黄色靱帯などによって脊柱管は狭窄し，神経組織を圧迫することで下肢痛や麻痺症状を呈する脊柱管狭窄症に至ります（**ステージV**）．

一般的にはステージIV以上に障害が進展しADLにて疼痛が生じるようであれば整形外科を受診し，画像検査や薬物治療が行われ，障害の程度によっては手術加療も検討されます．しかしステージIII以下の障害は画像検査で明らかな所見が認められないため，その的確な評価はむずかしく，かつては"非特異的腰痛"とも呼ばれ，画像所見で明らかな病態診断を行うことがむずかしいことからその対処方法は定まらず，適切な対処が困難でした．しかしI章で解説した**機能的評価方法を駆使すれば，その病態は推定することができ，障害部位への負荷を軽減させるための最適な対処方法を見つけ出すことができます**．非可逆的な変形性変化の進行を食い止めるためには，微細損傷や炎症の原因となった**脊椎への物理的負荷を減らすことが真の保存的治療であり，唯一の予防対策になります**．

2 脊柱の正常な機能と加齢に伴う変化

　腰部障害の程度を知るためには脊柱の正常な機能と加齢に伴う変化を知っておく必要があります．

1 脊椎の分節挙動

　正常な脊椎の分節においては，椎間板が椎体間の衝撃力を吸収するクッションの役割を持ち，椎間関節と共同して荷重を支えます．また腰椎においては，椎間関節の関節面は矢状面に近いため回旋や側屈挙動は許容されず主に前後方向の挙動を行います．このように椎間関節は椎体と椎間板で構成された脊柱の挙動を規定する役割を持ち，生理的な脊柱運動をコントロールしています．そのため，非生理的な挙動が行われているときには，椎間関節に負荷が加わっているともいえます．図2と図3は腰椎分節の前後屈挙動を表します．図2の生理的な腰椎分節挙動は，並

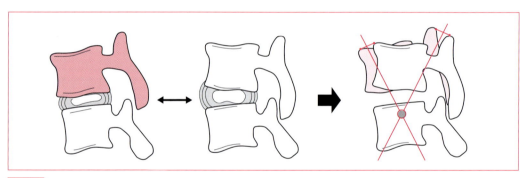

図2 生理的な腰椎分節挙動
並進と回旋のバランスの取れた挙動を行う．

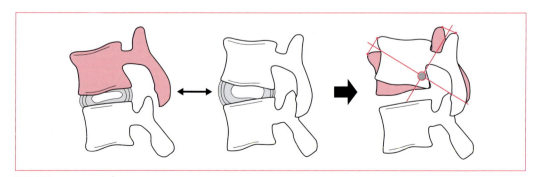

図3 非生理的な腰椎分節挙動
回旋運動が主の，ヒンジ状の挙動を呈し，回旋中心の位置は正常挙動に比べて上方偏位している．

進と回旋のバランスの取れた挙動を行い，回旋中心が下位の椎体内に存在しています．一方，図3の非生理的な腰椎分節挙動においては，並進挙動が少なく，回旋要素の大きい挙動を呈し，回旋中心位置は上方に変位しています．このような非生理的分節挙動を行うときには椎間関節には通常よりも大きい負荷が生じていると推察されます．このため非生理的挙動を繰り返していると，椎間関節の関節包や軟骨に微細損傷が生じ，図1の組織の障害が始まり，椎間関節の変形性変化の端緒となります．また若年者では腰椎椎弓の関節突起の間の部分にストレスが加わり続けることによって骨吸収が促進され，疲労骨折が発生し，腰椎分離症へと進展します（Ⅲ章-3-1，p63参照）．

2 脊柱の加齢性変化

　脊椎の加齢性変化は椎間板髄核内のプロテオグリカン量の減少から始まります．髄核内の軟骨細胞によって作られるプロテオグリカンは，ヒアルロン酸やコンドロイチン硫酸がつながる構造を持ち，水分子を取り込むことで水分を保持します．椎間板髄核内にはプロテオグリカンの保水作用によって水分が蓄えられ，脊柱に加わる衝撃を吸収し脊椎への応力負荷を減少させます．加齢や遺伝的因子，過度な荷重やスポーツ活動などの環境因子の影響によって軟骨細胞のプロテオグリカン産生量が減ると，髄核内の水分量が減少し椎間板変性が始まります．椎間板変性が生じると線維輪への負荷が増し，過度な負荷によって微細損傷が生じ，同部の修復機転として血管，神経が侵入し，椎間板内圧上昇による刺激によって疼痛を生じるようになり，椎間板性腰痛を引き起こします（Ⅰ章-2-1，p12参照）．さらに線維輪の損傷が進展すると髄核が線維輪損傷部を通って脊柱管内に突出し，椎間板ヘルニアとなります（Ⅰ章-2-1，p12章参照）．

　また椎間板の変性によって椎間板腔は減少し，椎間板の高さが低くなることで荷重負荷を分担している椎間関節への負荷量が増加してしまい，椎間関節の変形性変化や椎間関節性腰痛を起こしやすくなります（図4）．

　さらに脊柱への負荷が継続し，加齢性変化が進むと椎間関節の軟骨は消失し，関節辺縁に骨棘の形成が始まります（Ⅰ章図18，p16）．また同様に椎間板機能低下によって椎体の辺縁への負荷が増し，椎体辺縁の骨棘形成が進み，X線所見にて変形性変化が描出されるようになり臨床的には変形性脊椎症と診断されます〔図5，Ⅰ章図10（p13）〕．

　一連の変形性変化が過度に生じると，椎間関節の変形による肥大，椎体辺縁の骨棘形成や椎間板膨隆，黄色靱帯の肥厚によって脊柱管が狭窄し，脊柱管内を通る馬尾神経や神経根を圧迫し神経症状を呈するようになります（図5）．つまり脊柱管狭窄症は脊椎の加齢性変化の最終型ともいえ，その始まりは椎間板の変性になります．

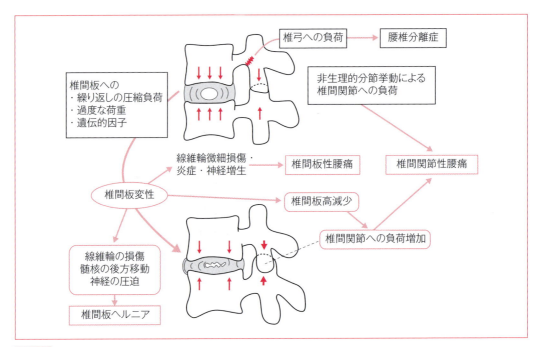

図4 脊椎の変形性変化の進行

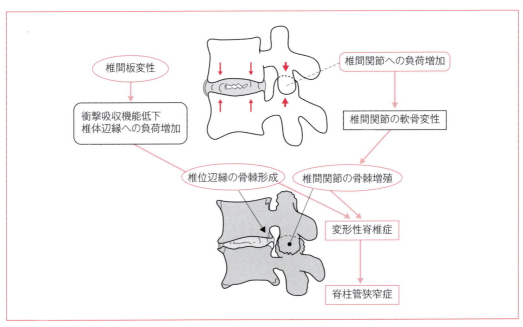

図5 脊椎の変形性変化の進行

3 腰部障害のステージ分類

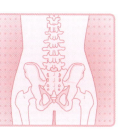

　上述の一連の脊椎の加齢変化を運動器のステージ分類に当てはめてみると，以下のように分類できます．
- **ステージⅠ**：筋筋膜，椎間関節，仙腸関節に負荷が加わり，動作時に違和感として認識される段階．
- **ステージⅡ**：繰り返しの負荷によって椎間板線維輪や椎間関節関節包などの組織に微細損傷が生じ，動作時のみに疼痛が出る段階．
- **ステージⅢ**：微細損傷部に炎症が生じ，疼痛が持続する段階で，MRI-STIR 画像によって椎間関節，仙腸関節，椎間板線維輪に高信号変化を認める（Ⅰ章 -2-1，p12 参照）．
- **ステージⅣ**：椎間板変性によって椎体間高が減少し，椎間関節や椎体辺縁の骨棘形成が生じ，X 線画像にて変形性脊椎症と診断される段階．
- **ステージⅤ**：変形性変化が進行し，脊柱管狭窄や椎間板ヘルニアによって神経症状を呈している段階．

　このように腰部障害をステージ分類すると，ステージⅠ～ⅢのX線に所見が描出されない段階は，**腰部の機能低下によって生じている可逆的な変化による腰痛症状**と考えることができ，**機能的腰部障害**ととらえることができます．一方，X線検査によって明らかな**器質的異常所見**を認めるようになった腰部障害は**器質的腰部障害**と分類されます．

　このため，腰痛を主訴に医療機関を受診し，X線検査によって明らかな器質的所見を認めない場合には機能的腰部障害と評価し，その原因となった機能低下を改善させることが求められます．

4 整形外科にコンサルトしなければならない症候は？

　腰痛を呈する疾患のなかにはまれに red flag と呼ばれる腹部大動脈解離，化膿性脊椎炎，脊髄腫瘍や脊椎転移性腫瘍など早急に処置を要する病態があります．これらの疾患では，疼痛が夜間睡眠時も続く，発熱している，食欲がなく，理由なく体重が減少してきている，腰痛の治療をしても改善しない，などの随伴症状があることが多いので，これらの症状を伴うときにはこれらの病態を疑って早急に専門的検査や治療が行える病院に紹介しましょう．また高齢者に好発する腰椎圧迫骨折においては，骨粗鬆症の程度が強い場合には徐々に椎体が圧潰して大きな変形を残す

こともありますので，脊柱の局所的な強い叩打痛がある場合には整形外科を受診させてください．

5 手術が必要となる可能性のある病態は？

　もし，腰痛に引き続いて下肢への放散痛が出現し，下肢の筋力低下や知覚低下，さらには頻尿，残尿感や便秘などの膀胱直腸障害を呈している場合には専門的な評価と手術加療を必要としますので，脊椎手術を行っている専門病院を紹介しましょう．

III 腰痛の病態を理解しよう！
―さまざまな腰痛の病態解説―

　腰痛を引き起こす病態には，椎間板障害，椎間関節障害，仙腸関節障害，筋・筋膜・筋付着部障害，棘突起インピンジメント障害などの機能的障害と，腰椎分離症，腰椎椎間板ヘルニア，変形性脊椎症，脊柱管狭窄症などの器質的障害があります．本章では腰椎の解剖と機能を理解したうえで，これらの病態を理解しましょう．

1 腰椎の解剖と機能 ―機能的安定性と構造的安定性―

　腰部は5つの腰椎と仙骨から構成され，前方では椎間板，後方では椎間関節によって連結します（図1）．腰椎は，①身体を支える支持機能，②身体を動かす運動機能，③神経組織の保護機能の3つの機能を持ち，何らかの障害によってこれらの機能が損なわれると，腰痛，運動制限，神経障害症状を呈します．

　支持機能は前方の椎間板と両側の椎間関節が担い，図2のように3点支持で脊柱を支えます．この荷重分担の割合は脊柱の配列（アライメント）によって変化し，腰椎の前弯が減少した状態や前屈運動では椎間板への負荷が増し，腰椎の前弯が増した場合や伸展運動では椎間関節への負荷が増します（図3）．また左斜め後ろに腰椎を伸展させるときには左椎間関節への負荷が増す

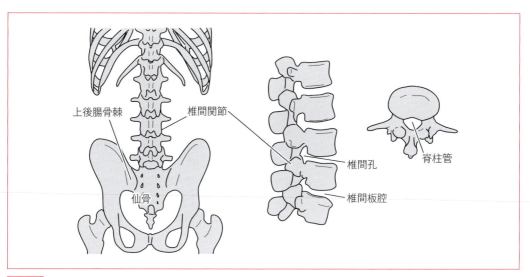

図1 腰椎の解剖

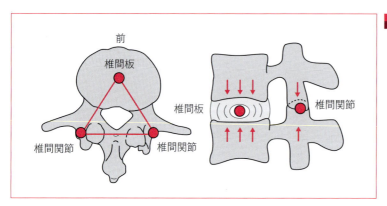

図2 椎間板と椎間関節による荷重分担機能

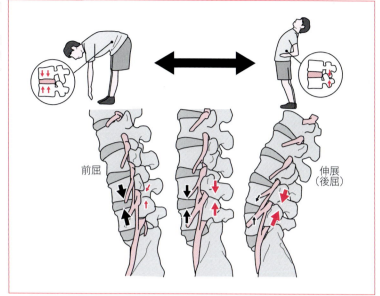

図3 椎間板と椎間関節への荷重の変化

前屈動作や前弯減少によって椎間板への荷重負荷は増加し，伸展動作や前弯増加によって椎間関節への負荷は増加する．

前屈　　　伸展（後屈）

ため，もしここに何らかの障害があれば腰痛が再現され，"Kemp手技にて腰痛が誘発される"と表現されます（Ⅰ章図3，p4）．

　椎間関節や仙腸関節は膝などと同じ滑膜関節で，関節包や関節周囲の靱帯には侵害受容器が存在します[1,2]．また正常椎間板内には侵害受容器は存在しませんが，椎間板外層の大腰筋などの筋付着部には侵害受容器が存在することが報告されています[3]．このように筋，腱が骨に付着する部位には受容器が存在します．

　関節の運動時に可動域の終末に近づくと，関節包・靱帯・筋・腱などの関節構成組織に張力が作用し，力を加えなくては動かなくなり，その後に最終可動域まで達します．このように**負荷を加えなければ動かない領域**をelastic zoneと呼び，可動域の中間で，**力を加えなくても自由に動く領域**をneutral zoneと呼びます（図4）[4]．関節を安定させるためには関節構成組織による構造的安定性と神経・筋活動による機能的安定性の2つの安定化機能があり，関節をneutral zoneに保持するためには**機能的安定性**が求められます．この機能的安定化機能が低下すると，neutral zoneでの運動が保持できず，elastic zoneでの運動を繰り返すことになり，関節構成組織に物理的負荷が加わりつづけることで微細損傷が生じ，炎症が惹起され，障害のメカニズムが始まります（Ⅱ章図1，p28参照）．このため**関節周囲筋の活動による機能的安定性を用いて関節挙動をneutral zone内に留めるような運動を行うことが障害発生予防になります**．つまり"関節を常にneutral zone内で運動できるようにするための介入"が最適な運動療法ということになります．この体幹，腰椎の機能的安定性についてはⅣ章（p72）で詳しく解説します．

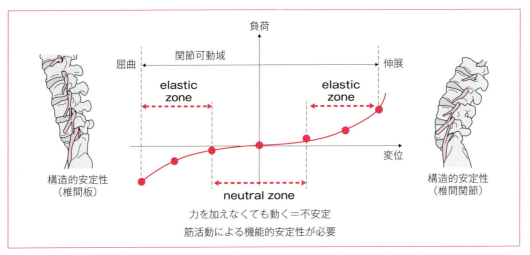

図4 neutral zone と elastic zone

関節運動には，関節可動域の終末には関節包・靱帯・筋・腱などの弾性によって力を加えなくては動かない領域（elastic zone）があり，その中間には力を加えなくても動く領域（neutral zone）がある．elastic zone での動作を繰り返していると，関節の構造的安定性を与える組織に荷重が加わり続けてしまい障害発生（Ⅱ章-1，p28 参照）に至る．このため神経・筋活動による機能的安定性を用いて neutral zone に保持することが求められる．（文献4より引用）

2 機能的腰部障害の病態理解

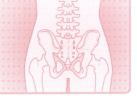

ここでは機能的安定性が損なわれていることが発生要因となる機能的腰部障害について，代表的な病態である椎間板性腰痛，椎間関節性腰痛，仙腸関節性腰痛，筋性腰痛，棘突起インピンジメント障害を解説します．これらの障害はX線画像に描出されないため，ステージⅠ〜Ⅲまでの段階の，"見えない腰痛"ととらえることができます．

1 椎間板性腰痛

椎間板は加齢に伴って変性し，その変性保有率は加齢に比例して増加し，20 歳代で3割に，70 歳代では9割に認めます（図5)[5]．しかし，20 歳代でも3割に変性が生じていることから，椎間板変性促進因子の存在が疑われ，これまでに多くの研究が行われ遺伝的因子が大きな影響を与えていると考えられています．また後天的な変性促進因子としては，スポーツ活動，肥満，労働，振動などの物理的負荷が報告されており，その他にも喫煙，糖尿病，動脈硬化などの血流や代謝に関係した要素も報告されています[6]（図6）．

スポーツ活動は椎間板変性を促進しますが，その保有率はスポーツ種目によって異なります．各種目の変性保有率を図7に示します[7]．椎間板変性保有率はバレーボール選手が約7割と最

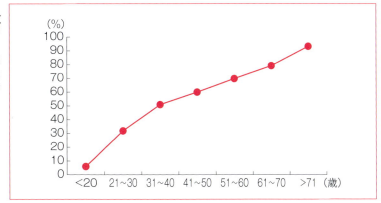

図5　各年代別の一般人の椎間板変性保有割合
20歳代ですでに3割に変性を認め，その後増加し続け，70歳代では9割に及ぶ．（文献5より作成）

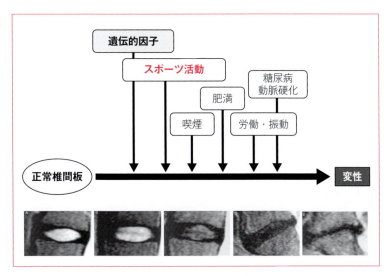

図6　さまざまな椎間板変性促進因子

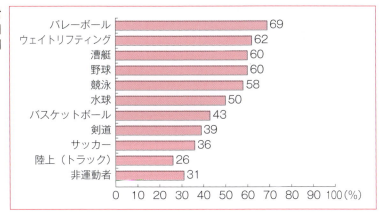

図7　大学運動部員を対象とした腰椎椎間板変性保有率の調査結果（文献6より引用）

も多く，続いてウエイトリフター，漕艇，野球，競泳選手が約6割と続き，サッカーや陸上トラック競技の選手は3割程度と非運動者と同等の変性保有率でした．このことから，スポーツ種目によって腰椎椎間板に加わる負荷の量が異なると考えられます．

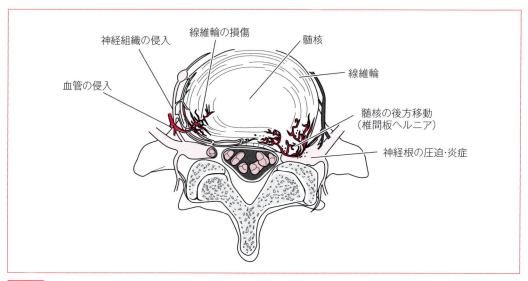

図8 椎間板線維輪の損傷および損傷部位から後方へ移動し脊柱管内に移動した髄核（ヘルニア）

　正常な椎間板の内部には神経や血管は存在せず，荷重や衝撃によって圧力が増加しても疼痛は生じません．しかし，髄核内のプロテオグリカンが減少し，水分含有量が減少すると，衝撃吸収機能が低下し，線維輪に大きな負荷が加わることで微細損傷が生じます．負荷が繰り返され損傷部位に炎症が生じると，炎症性サイトカインの働きによって椎間板周囲に存在する血管が損傷部位に侵入し，コラーゲンを産生し損傷部を修復する線維芽細胞が損傷部位に集簇します．また同時に損傷部位に神経組織が侵入し，椎間板内圧の変化を感知して腰痛を生じるようになります（図8）．このように炎症に引き続いて生じる神経，血管の新生は組織を修復するために必要な反応で，腰痛は損傷部位へ負荷を加えないように警告を与えるアラートの役割を持ちます．

　もし損傷部位への物理的負荷がなくなり，コラーゲン産生によって損傷した線維輪が修復され炎症が消失すれば，神経組織も消退し治癒に至ります．しかし，椎間板への負荷が継続すると正常な修復は阻害され，炎症は持続し，神経組織はとどまり続け，椎間板内圧の上昇を感知して腰痛を発し続けることになります．また神経組織が侵入した線維輪の損傷修復部位に，物を持ち上げたり，くしゃみによって大きな負荷が加わり，さらなる損傷が生じてしまうと，激しい腰痛が生じ，いわゆる"ぎっくり腰"として認識されます．

> **memo　ぎっくり腰とは？**
> 　何らかの理由で，急に激しい腰痛が生じた状態のことを一般的に"ぎっくり腰"と呼ばれています．これはあくまでも急性に発症した腰痛の総称であり，その病態には椎間板性由来の腰痛もあれば，筋筋膜由来の腰痛や，椎間関節や仙腸関節由来の腰痛があります．疼痛が強く動くことができない急性期には，脊柱所見などでの病態評価は困難ですので，疼痛が軽減したときに改めて評価しましょう．

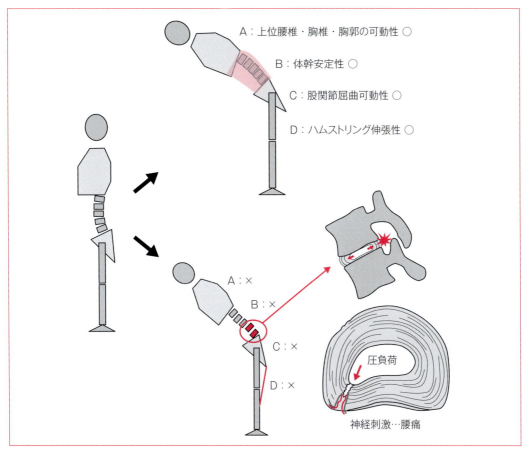

図9 椎間板性腰痛の発生メカニズム

前屈動作を行う際に，上位腰椎・胸椎・胸郭の可動性（A），体幹安定性（B），股関節屈曲可動性（C），ハムストリング（D）のタイトネスがあると，下位腰椎に屈曲挙動が集中し，椎間板内圧が上昇し，線維輪の損傷につながる．

　このような線維輪の損傷が進展し，椎間板性の腰痛を繰り返した後に，損傷した線維輪を通して髄核が脊柱管内に移動した状態が椎間板ヘルニアです．ヘルニアとは，何かが正常な位置から移動したことを表す言葉で，腹腔内の腸管が鼠径部に移動したものは鼠径ヘルニア，脳幹が移動したものは脳幹ヘルニアと呼ばれます．椎間板は上から見ると前に凸のハート型を呈していて，その形態的な特徴によって，髄核の圧力上昇によって斜め後ろの部位に応力が集中し，この部位に損傷が起き，その損傷好発部位の先の脊柱管内には神経根が通っています．このため髄核が脊柱管内に移動することで，神経根が圧迫，刺激を受けやすく，腰痛のみならず神経根圧迫症状として下肢痛，しびれ，筋力低下，知覚低下を呈します．この腰椎椎間板ヘルニアの詳細はⅢ章-3-2（p66）で解説します．

　椎間板性腰痛はⅠ章で述べた身体所見，画像所見などから評価します．椎間板性腰痛の発生メカニズムとして，骨盤が後傾し腰椎の前弯が減少した状態での荷重負荷の繰り返しがあげられます．そのため，前屈動作をする際に骨盤前傾可動性が低下していること，上位腰椎や胸椎・胸郭の可動域が低下していること，体幹の安定性が低下していることなどが悪化因子となり，保存療法にはこれらの身体機能低下の改善が求められます（図9）．骨盤前傾可動性を高めるためには

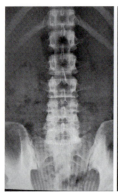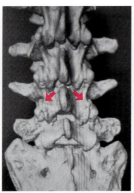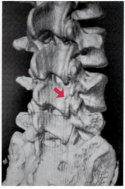

図10 椎間関節性腰痛を呈する20歳代スキー選手の画像所見

単純X線では所見を認めないが，椎間関節周囲の骨棘形成が3DCT画像にて描出されている．右L4/5椎間関節ブロックによって右回旋時の腰痛は消失した．また右L5/S1椎間関節ブロックによって右側屈時痛は消失した．両者の障害が存在した比較的まれなケースであった．

股関節の屈曲可動性，ハムストリングの伸張性を高める必要があります．また前屈動作において下位腰椎に屈曲負荷が集中しないようにするためには上位腰椎，胸椎，胸郭の可動性を高めて脊柱全体の運動を用いた前屈運動が求められます．さらに，体幹安定性が低下していると腰椎全体でしなやかな脊柱挙動を行うことができず，下位腰椎に負荷が集中してしまうため，適切なタイミングでの体幹深部筋収縮による安定性が求められます．また椎間板への負荷を減らした動作を行うためには大殿筋，ハムストリング，脊柱起立筋，体幹深部筋群の調和の取れたモーターコントロールが必要になります．これらの詳細についてはIV章で解説します．

2 椎間関節性腰痛

腰椎の椎間関節は侵害受容器に富む滑膜関節で，neutral zoneを外れたelastic zoneでの腰椎挙動が繰り返されることで，微細損傷が生じ，炎症が生じ，変性へと進行し，この過程において腰痛を発症します．その特徴は伸展挙動や回旋挙動によって誘発される腰痛で，障害側への斜め後屈動作（Kemp手技）によって障害側に腰痛が誘発されます（I章図3，p4参照）．変形性変化が出現する前の段階では明らかな画像所見は認めませんが，アライメント異常（I章図9，p13参照）やMRI画像による高信号領域を認めることがあります（I章図16，p15参照）．また軟骨変性に至り関節辺縁に骨棘が増殖するとCT画像にて評価されます（I章図19，p16参照）．変形が進行していくと変形性脊椎症と診断されますが，椎間関節の変形過程において腰痛を発症すると考えられます．

伸展・回旋動作を繰り返すアスリートには椎間関節性腰痛の発生頻度は高くなります．図10にスキー選手の例を提示します．スキーの練習中に腰痛が出現し伸展時痛，右斜め後屈時痛，右回旋，側屈時痛を呈し競技に支障が生じていたため，右L4/5椎間関節ブロック（I章図20，p17参照）を施行したところ，右回旋時痛は消失しましたが，右側屈時痛が残りました．そのため右L5/S1椎間関節ブロック（I章図20，p17参照）を追加したところ右側屈時痛は消失しました．3DCT画像にて左L4/5椎間関節に変形所見を右よりも強く認めますが，このときにこの椎間関節は腰痛に関与していませんでした．このように**画像所見と臨床症状は一致しないことが多いため，腰痛の評価には画像所見よりも診察所見を優先しましょう．**

図11 野球選手の椎間関節変形所見

右投げ右打ちの野球選手の腰痛精査のために撮影した3DCT所見にて，左L4/5椎間関節の骨棘形成所見を認める．右投げの場合，上体より先に骨盤が左回旋動作を行うため，L5左上関節突起がL4左下関節突起にぶつかり，物理的負荷を与えて，変形したものと考える．

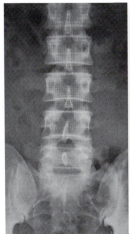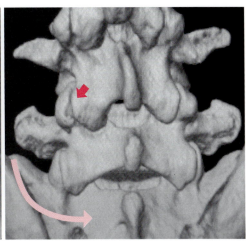

> **memo　画像優先の手術適応は誤診を生み出す！**
>
> 画像所見はあくまでも臨床症状から推定した病態を確認するための補助的検査です．症状を起こしていない器質的変化は多く，椎間板ヘルニア，末期腰椎分離症，脊椎変形所見は画像では派手に見えても症状に関与していないことがあります．そのような患者に画像所見のみを根拠に手術加療を行ったらどうなるでしょう？　せっかく手術をしても，退院してもとの生活に戻ると症状が取れていないということになります．そのため脊椎外科医は手術前にブロック注射などで病態を評価したうえで手術を行うよう心がけています．

　また右投げ右打ちの野球選手の腰椎3DCT所見（図11）に示すように，左L4/5椎間関節の変形所見を認めています．右投げ投手の場合，投球動作で左足が着地した後に骨盤が左方向に回旋運動を行い，その後体幹，胸郭が回旋運動を始めます．そのためL4/5腰椎分節にはL5腰椎がL4腰椎よりも先に左回旋を始めるためL5左上関節突起がL4左下関節突起を押すような負荷が加わり，その繰り返しによって椎間関節に変形性変化が生じているものと推察されます．

　図12に，やり投げ選手の右L4/5椎間関節障害例を示します．右投げでやり投げをする際に右斜め後ろに身体を回旋・伸展する際に腰痛を呈し競技が困難となりました．診察所見では腰椎伸展時，右斜め後屈，右回旋時に腰痛が誘発され，L4とL5棘突起と右L4/5椎間関節部に圧痛を認めました．そのため椎間関節障害を疑い右L4/5椎間関節ブロックを行ったところ著効し，疼痛は消失しました．その際にブロック前に撮影した3DCTにて右L4/5椎間関節はL4右下関節突起がL5右上関節突起に噛み込むように下方へ変位していましたが，ブロック後に撮影するとその位置は上方に移動し，生理的な位置になっています．おそらくやり投げの動作の際にL4右下関節突起が関節に入り込むように偏位したため腰痛，運動制限，アライメント異常を呈したと推察されます．このような病態はまれですが，椎間関節がさまざまな挙動を行い，その異常によって腰痛を引き起こすことの理解を深めてくれる症例と考えます．

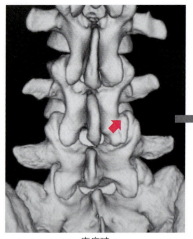
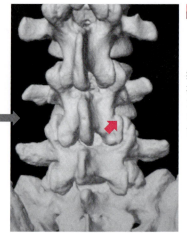

疼痛時　　　　　　　軽快時

図12 右L4/5椎間関節障害を呈する大学やり投げ選手（右投げ）の3DCT所見

疼痛を有する左の画像で認める，右L4/5椎間関節の位置異常が，ブロック注射によって疼痛が消失した際には生理的な位置に偏位している．

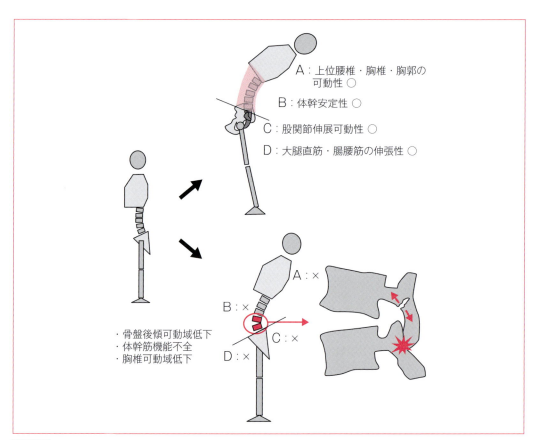

A：上位腰椎・胸椎・胸郭の可動性 ◯
B：体幹安定性 ◯
C：股関節伸展可動性 ◯
D：大腿直筋・腸腰筋の伸張性 ◯

・骨盤後傾可動域低下
・体幹筋機能不全
・胸椎可動域低下

A：×
B：×
C：×
D：×

図13 伸展型腰痛：椎間関節障害，椎弓疲労骨折（分離症）の発症機序

伸展動作を行う際に，上位腰椎・胸椎・胸郭の可動性（A），体幹安定性（B），股関節伸展可動性（C），大腿直筋，腸腰筋（D）のタイトネスがあると，下位腰椎に伸展挙動が集中したヒンジ状の挙動（Ⅱ章図3，p30参照）となり，椎間関節や椎弓への過度の負荷が生じ，関節障害や疲労骨折へと進展する．

椎間関節性腰痛の発生メカニズムとして，伸展動作を行う際に身体全体を使った滑らかな伸展挙動（図13上）をすることができず，下位腰椎にヒンジ状の局所伸展挙動（図13下）が生じていることが考えられます．そのため伸展動作をする際に，上位腰椎や胸椎・胸郭の可動域が低下していること，体幹の安定性が低下していること，骨盤後傾可動域が低下していること，骨盤後傾制限の原因となる大腿直筋・腸腰筋の伸張性が低下していることが悪化因子となり，その改善が保存療法に求められます（図13）．骨盤後傾可動性を高めるためには股関節の伸展可動性，大腿直筋や腸腰筋の伸張性を高める必要があります．また伸展動作において下位腰椎に伸展負荷が集中しないようにするために，上位腰椎，胸椎，胸郭の可動性を高めて脊柱全体の運動を用いた伸展運動が求められます．さらに体幹安定性が低下していると腰椎全体でしなやかな脊柱挙動を行うことができず，下位腰椎に負荷が集中してしまうため，適切なタイミングでの体幹深部筋収縮による安定性が求められます．これらの詳細についてはⅣ章で解説します．

3 仙腸関節性腰痛

仙腸関節の解剖学的特徴

腸骨と仙骨を結合する仙腸関節は，前方凸に弯曲した耳介様の形態をした軟骨性関節部（図14）と，腸骨結節と仙骨結節が後仙腸靱帯によって強固に結合された靱帯部（図15）の2つの構造で構成されます．また仙骨と寛骨は仙結節靱帯や長後仙腸靱帯などで結合しており，骨盤を3次元的に安定させています（図16）．このように靱帯性に強固に結合しているためその可動性は乏しいですが，これまでの健常人や屍体を用いて行われた研究結果から，仙腸関節の各6軸方向に数度，数mmの可動性を有すると報告されています[8]．しかしその可動性には個体差が大きく，ある仙腸関節障害を有する被験者においては6°の回転可動性を有したとも報告されています[9]．仙腸関節は軟骨性関節部の周囲を靱帯部分によって支えている構造であるため，靱帯部分の伸張性によって可動性が定まってくると考えられます．そのため靱帯の伸張性に富む女性や妊娠出産期においては可動性が高まり，月経周期にも影響されると推察されます．仙腸関節の軟骨性関節面の形状は前方に凸に弯曲しているため，その挙動は図17に示すように関節面の後方に回転軸を有する前後傾運動を行います．腸骨に対する仙骨の前傾運動をニューテーション，後傾運動はカウンターニューテーション挙動と呼びます．仙骨のニューテーション挙動は仙結節靱帯や後仙腸靱帯によって，カウンターニューテーション挙動は長後仙腸靱帯によってそれぞれ制動されます．もし仙腸関節に大きな挙動負荷が加わる際に，筋活動による機能的安定化機構が低下すると構造的安定化機構であるこれらの靱帯に牽引負荷が過度に生じ，その靱帯の障害や骨付着部の障害が発生し，靱帯部やその付着部に圧痛を呈するようになります（図18）．このような骨盤輪の不安定状態が骨盤輪を構成する組織に障害を引き起こし，腰痛・骨盤痛を引き起こすと考えられます（骨盤輪不安定症候群，Ⅳ章図14，p80参照）．

仙腸関節障害の発生機序

仙腸関節に外力が加わることによって滑膜関節としての軟骨性関節部位に負荷が加わり関節障害が発生すると考えられます．しかし，Kurosawaらの報告[10]によると，仙腸関節障害を呈する

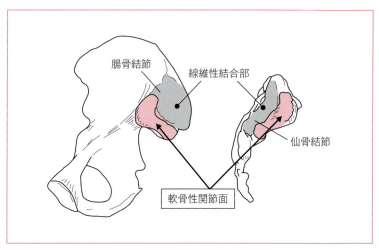

図14 仙腸関節の構造

前方は耳介様の軟骨性関節面を持ち，後方は線維性に結合する．

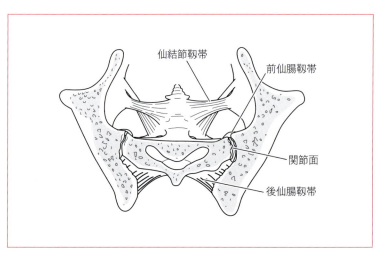

図15 仙腸関節の構造（横断面）

仙腸関節軟骨性関節面の前方は前仙腸靱帯，後方は後仙腸靱帯によって強固に結合している．後仙腸靱帯内へのブロック注射の有効例が多いことから同靱帯部の障害が疼痛の原因であるとも考えられている．（文献10より引用）

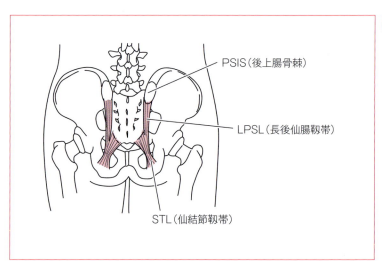

図16 仙骨と寛骨の靱帯性結合

これらの靱帯部分の骨との結合部に仙腸関節障害が生じている場合には圧痛を呈するため診断に用いられる．（文献10より引用）

図17 仙腸関節挙動

腸骨に対して仙骨が前傾する運動をニューテーション，後傾する運動をカウンターニューテーションと呼ぶ。
仙腸関節軟骨性関節面はこのような動きに適した弯曲を呈している。その可動域は2～4°程度と報告されている。

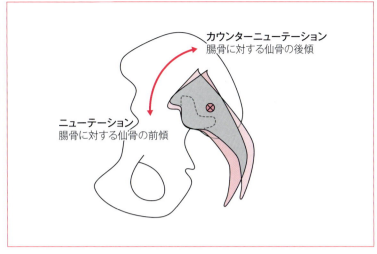

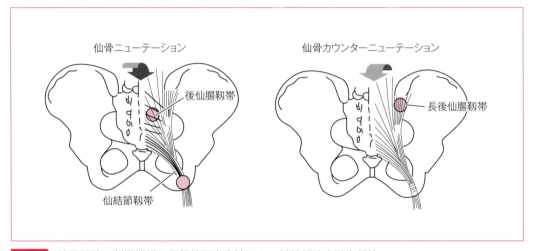

図18 仙腸関節の制動機構と骨盤輪不安定性による付着部障害発生部位

仙骨がニューテーション挙動を起こす際には仙結節靱帯がその挙動を制動し，カウンターニューテーション挙動の際には長後側仙腸靱帯が制動する。このため仙腸関節に不安定性が生じると，同靱帯の付着部には牽引ストレスが作用し，付着部症としての圧痛を呈するようになる。

患者に後仙腸関節靱帯部分に局所麻酔薬によるブロック注射を行うことで疼痛が軽減したり消失する例が多いことから，軟骨性関節部分の障害ではなく靱帯部分に障害が生じていることが疑われます．つまり**仙腸関節障害は狭義の滑膜関節部分の障害のみならず，関節周囲の靱帯や靱帯付着部の障害とも考えられます**．このような観点から仙腸関節障害の受傷機序を考えると，例えば片脚荷重時に体幹の屈曲動作が生じ仙骨にニューテーションの挙動が強制されると，後仙腸靱帯には牽引力が作用し，靱帯損傷や靱帯の付着部障害が生じることが推察されます．この損傷部位に炎症が生じ，修復機転のなかで血管・神経組織が増生し，さらに繰り返される負荷によって遷延化される機序が考えられます．これを前述の椎間板障害と対比すると，仙腸関節の軟骨性部分が椎間板の髄核，仙腸関節周囲の靱帯が線維輪に相当し，椎間板性腰痛の発生機序と類似した障

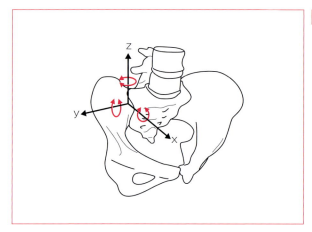

図19 仙骨に加わる負荷の方向による疼痛誘発テストと肢位

- y軸前方回転（ニューテーション）：腰椎前屈負荷，座位での疼痛誘発．
- y軸後方回転（カウンターニューテーション）：腰椎伸展負荷，Gäenslenテスト（股関節伸展強制）．
- y軸方向：骨盤側方compressionテスト，側臥位での疼痛誘発．
- x軸方向：背臥位での疼痛誘発，Newtonテスト変法（腹臥位で仙骨前方押し込み）．P4テスト（背臥位股膝関節90°屈曲で大腿骨軸方向に押し込み）．
- z軸方向：片脚立位負荷テスト．
- z軸回転：Patrickテスト（股関節開排位強制）．

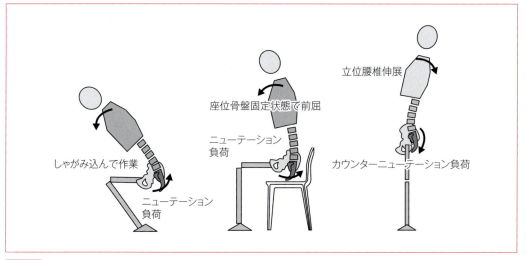

図20 日常生活動作にて仙腸関節への負荷

しゃがみ込みや座位で骨盤が可動性を失っている状態での前屈動作は仙腸関節にニューテーション負荷を加え，身体の伸展動作ではカウンターニューテーション負荷を加える．

害発生メカニズムが考えられます．また仙腸関節の関節面は矢状面に近いため，荷重による剪断力に対する安定性は仙腸関節周囲の靱帯によって支持され，図19に示す仙腸関節の座標軸において，各軸方向や軸周りの回転方向の負荷が加わる際にも，前述と同様の機序で仙腸関節周囲靱帯の損傷が生じ，仙腸関節痛が発生すると推察されます．

　仙腸関節に大きい負荷が生じる状況として，しゃがみ込みや座位などで腸骨が固定された状態での前屈動作によって仙腸関節にはニューテーション負荷が加わり，立位での身体伸展動作においてカウンターニューテーション方向の負荷が仙腸関節に加わります（図20）．スポーツ活動では片脚荷重時に仙腸関節への負荷が増し，サッカーやホッケーなどの切り返し動作や片脚でのジャンプ着地動作などがあげられます（Ⅳ章図13，p80）．もし片脚での着地動作時にハムストリングのタイトネスがあると，着地時の腸骨の前傾挙動が妨げられ，仙腸関節にはより大きなニューテーション負荷が加わることになります（図21）．このため仙腸関節障害を呈するアス

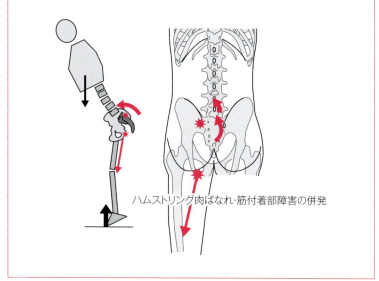

図21 片脚で着地をする際の仙腸関節への負荷

膝を伸ばした着地の際に，ハムストリングの伸張性が乏しい状態では骨盤前傾運動が制限され，着地後の上体の慣性力によって仙腸関節には強いニューテーション負荷が加わり障害発生の誘引となる．この際，ハムストリングの肉ばなれや筋付着部症を伴うことがある．

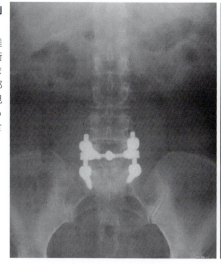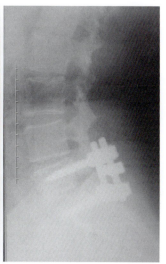

図22 腰椎固定術後の仙腸関節障害例

腰椎すべり症に対してL5/S1椎間の固定手術を行ったところ，術後1〜2カ月して活動性が高まることで腰痛が出現した．固定部位にゆるみなどはなく，診察所見やブロック注射テスト陽性であったことから仙腸関節障害と診断された．

リートにはハムストリングの肉ばなれや坐骨部の筋付着部症を合併することがあります．

　また腰椎疾患に対して腰椎を固定する手術を行うことがありますが，腰椎が固定されることで可動性を失い，その負荷が仙腸関節に加わって障害を発生させることがあります（図22）．このように**腰椎固定手術後の隣接椎間障害として仙腸関節障害が発症することがあり**[11]，**腰椎固定手術後に出現した腰痛に対しては本障害を念頭に置いて対処することが求められます．**

> **memo** 腰椎手術後の腰痛
>
> 　腰椎の手術を行い，日常生活やスポーツ活動に復帰した後に，手術前とは異なる腰痛が出ることがあります．その病態として，多裂筋などへの手術侵襲による体幹安定性の低下に伴う脊柱起立筋への負荷の増加による筋筋膜性腰痛や筋付着部障害（Ⅲ章-2-4, p52参照）や，前述の腰椎固定による隣接関節障害としての仙腸関節障害などがあります．このように手術侵襲に起因する身体機能低下が腰痛を招くことがありますので，適切に評価して，最適な運動療法（リハビリテーション）を処方しましょう．

仙腸関節障害の診断

　仙腸関節障害は腰殿部痛患者の15％程度を占めるといわれ[12]，決してまれな病態ではありませんが，画像検査所見に乏しいため，機能的な評価を行うことが必要です（Ⅰ章-1, p2）．村上の提唱するone finger test[13]で上後腸骨棘をさす場合には同障害を疑い，図16に示す後上腸骨棘，長後仙腸靱帯，仙結節靱帯の圧痛の有無も評価します．脊柱所見としては，仙骨の前傾負荷で障害が発生した"ニューテーション型"であれば前屈位で疼痛が誘発され，仙骨の後傾負荷で発症した"カウンターニューテーション型"であれば伸展挙動にて疼痛が誘発されます．また仙骨の前傾と後傾の両者において疼痛が誘発される"不安定型"においては，腰椎の伸展と屈曲のいずれの挙動においても腰痛が誘発されます．

　仙腸関節障害の疼痛誘発テストにはさまざまなものが考案，報告されており，仙腸関節に加える負荷の方向によって図19に示すようにさまざまな方法が提唱されています．代表的な疼痛誘発テストを図23に示します．Gaenslenテストでは背臥位でベッドから患側下肢を降ろして股関節伸展強制させ腸骨を前傾させて仙腸関節にy軸回りの後方回転負荷（カウンターニューテーション）を加えます．Patrickテストでは股関節開排位を強制し仙腸関節のz軸回りの負荷をかけます．P4テストでは股関節90°屈曲位にて大腿骨を押して腸骨を後方へ押し込み，仙腸関節へx軸方向の負荷を加えます．自動下肢伸展テスト（active SLRテスト）では図24のように背臥位で下肢を伸展位で自動運動にて挙上させることで，下肢の荷重によって腸骨に前傾負荷が加わり，仙腸関節にはカウンターニューテーション負荷が加わることになり疼痛が誘発されます．しかし前述したように，仙腸関節障害にはさまざまなタイプがあり，そのタイプごとに疼痛誘発手法が異なるため，これらの個々の疼痛誘発テストの感度や特異性は高くありません．したがって仙腸関節障害の診断には，疼痛部位，圧痛部位，疼痛誘発肢位，ブロック注射などの所見から総合的に評価する必要があります．

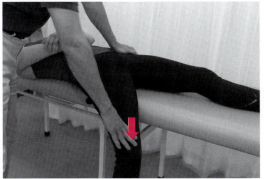
Gäenslen テスト

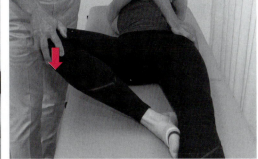
Patrick テスト

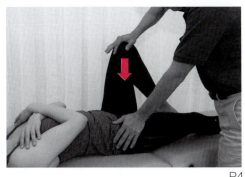
P4 テスト

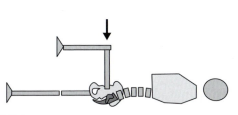

> **図 23** 代表的な疼痛誘発テスト

Gäenslen テストではベッドから患側下肢を降ろして股関節伸展強制させ腸骨を前傾させ, 仙腸関節に y 軸後方回転（カウンターニューテーション）を加える. Patrick テストでは股関節開排位を強制し z 軸回りに負荷をかける. P4 テストは股関節 90°屈曲位にて腸骨を後方へ押し込み仙腸関節へ x 軸方向の負荷を加える.

> **図 24** 仙腸関節障害で active SLR テストが陽性になる機序

背臥位で自動運動で下肢を伸展挙上すると骨盤に回転モーメントが働き, 仙骨にはカウンターニューテーション負荷が加わり疼痛を誘発する. 本来の SLR テストとして他動的に挙上する際には疼痛は生じないため鑑別が可能となる.

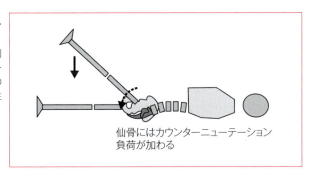
仙骨にはカウンターニューテーション負荷が加わる

> **memo** 椎間板ヘルニアと仙腸関節障害の鑑別は慎重に！

　もし下肢痛を伴う腰痛患者が前屈時痛と前屈制限を呈し, 下肢伸展挙上（SLR）テストが陽性であれば, 多くの臨床家は椎間板ヘルニアを疑うことでしょう. しかし機序は明らかにされていませんが, 仙腸関節障害によって筋筋膜の連結を介する下肢痛やしびれ, 筋力低下などの症状が出現することがあります. また下位の腰椎椎間板障害や仙腸関節障害はいずれも鼠径部痛を呈することがありますし, 下位腰椎に無症候性の椎間板ヘルニアを持つものは多いため, 下位腰椎の椎間板ヘルニアと仙腸関節障害の鑑別は慎重に行う必要があります.

仙腸関節障害の治療

　症状が軽度であれば多くの症例で自然寛解が期待できるため，患者には疼痛の発生している病態が理解できるまで説明し，疼痛を誘発する肢位を避けた日常生活動作を指導して消炎鎮痛薬を適宜使用して経過をみます．疼痛が強く，長引く場合には骨盤帯を固定するコルセット装着や，仙腸関節へのブロック注射を行います．わが国ではあまり行われていませんが，仙腸関節固定手術による良好な成績も海外を中心に報告されています[14]．

　しかし最も重要なことは，仙腸関節を安定するための体幹筋群の賦活化と，仙腸関節への負荷を減らすための骨盤付着筋群の伸張性獲得や，骨盤周囲の筋群を適切なタイミングで収縮させるモーターコントロールを獲得するための運動療法です．これらについてはV章-2-3（p93）で解説します．

4 筋性腰痛

　椎間板，椎間関節，仙腸関節などの関節由来の腰痛や，神経由来の腰下肢痛の研究は盛んに行われており，その病態は解明されつつありますが，筋肉由来の腰痛については基礎的な研究に乏しく，それらを由来とする腰痛のメカニズムは明らかにされていません．ここでは筋筋膜が関与する腰痛について，推定される病態やその発生メカニズムと対処方法について述べます．

> **memo　fasciaの日本語訳は？**
>
> 　解剖学的用語については必ずしも統一された見解に基づいていないものもあり，他の成書と異なることがあります．例として"fascia"という解剖用語の正確な邦訳がなく，筋周囲の結合組織（fascia）は"筋膜"と訳されますが，皮下の結合組織（fascia）を筋膜と訳すことはできません．そのため本章では"筋周囲fascia"は筋膜と訳しますが，それ以外は"fascia"と元語のまま使用します．

　脊柱は不安定な積み木のような構造で，これを支持して安定した運動を行わせるためには体幹筋群の筋力とその収縮タイミングが調整された働き（IV章-1，p72）が必要になります．この体幹筋の機能異常によって，筋筋膜の負荷が増し，炎症が生じ筋筋膜由来の疼痛を引き起こしますが，同時に脊柱・骨盤の不安定性を招いて骨関節由来の腰痛も誘発し，以下の問題が発生します（図25）．

- **筋筋膜（fascia）の線維化・滑走性障害**：筋筋膜性疼痛（myofascial pain syndrome：MPS）を発症．
- **過大な牽引力による損傷や障害**：筋付着部症，体幹筋肉ばなれ，裂離骨折を発症．
- **胸腰筋膜の牽引力低下**：腰椎の分節的不安定性を招き，椎間関節障害や椎間板障害などを発症．
- **骨盤付着筋群の牽引力不足・協調性低下**：骨盤輪の不安定性を招き，仙腸関節障害や骨盤股関節障害を発症．

　これらの力伝達機能異常によって発症する障害は，共通の誘因を持つため合併して発症するこ

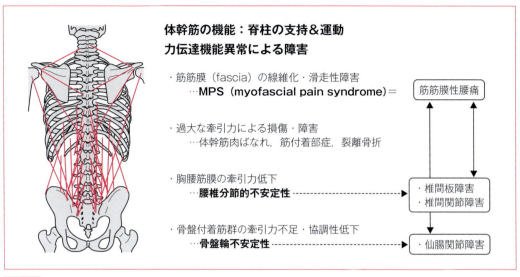

> **体幹筋の機能：脊柱の支持&運動**
> **力伝達機能異常による障害**
>
> ・筋筋膜（fascia）の線維化・滑走性障害
>   …MPS（myofascial pain syndrome）= 筋筋膜性腰痛
>
> ・過大な牽引力による損傷・障害
>   …体幹筋肉ばなれ，筋付着部症，裂離骨折
>
> ・胸腰筋膜の牽引力低下
>   **腰椎分節的不安定性** -------→ ・椎間板障害
>   ・椎間関節障害
>
> ・骨盤付着筋群の牽引力不足・協調性低下
>   **骨盤輪不安定性** -------→ ・仙腸関節障害

図 25 体幹筋の機能とその機能不全がもたらす障害

体幹筋筋膜は力伝達機能を持ち，脊柱の支持と運動を司る．この機能の破綻によって，筋筋膜性腰痛，体幹筋肉ばなれ，筋付着部症や，腰椎分節的不安定性に伴う椎間板障害や椎間関節障害を生じ，骨盤輪の不安定性によって仙腸関節障害などを生じる．

図 26 体幹筋の解剖

体幹部の筋群のうち，腰椎に直接付着部を持つ筋群を体幹深部筋（ローカル筋，インナーマッスル）と呼び，腰椎に付着せず胸郭と骨盤を連結する筋群を浅層筋（グローバル筋，アウターマッスル）と呼ぶ．
深層筋の代表として，胸腰筋膜（図 27）の緊張調整作用を有する腹横筋，腰椎の各分節をつなぐ単関節筋である多裂筋がある（これらの機能はⅣ章図 1，p72 参照）．

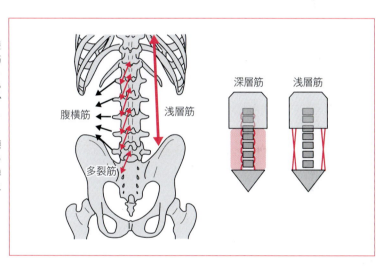

とが多く，臨床上同時に複数の病態が存在する原因とも考えられます．本項ではこれらの体幹筋機能不全によって発生する腰部障害について，筋筋膜の解剖に続いて，筋筋膜性疼痛と過大牽引力による障害の病態について解説します．

体幹筋筋膜の解剖（図 26，27）

　体幹部の筋群には，腰椎に直接付着部を持つ体幹深部筋（ローカル筋）と，腰椎に付着せず胸郭と骨盤を連結する浅層筋（グローバル筋）があり，両者の協調的な活動によって腰椎・骨盤は支持され安定した運動が行えます．深層筋には腹横筋，多裂筋，腰方形筋，大腰筋があり，浅層筋には脊柱起立筋，腹直筋，外腹斜筋があります．体幹を横断面でみると図 27 に示すように，

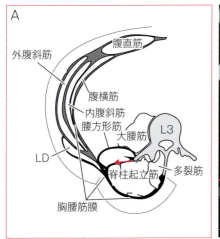 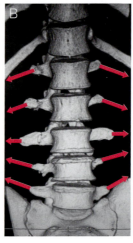

図27 体幹の横断面像と横突起の3DCT画像

腰椎横突起，棘突起に付着する腰背筋膜は体幹をコルセット状に取り囲みその牽引力で腰椎を安定させる．（A：文献14より引用，B：いちはら病院　佐藤祐希医師提供）

腹壁を取り囲むように胸腰筋膜（thoracolumbar fascia：TLF）が存在し，腰椎横突起や棘突起に付着し，筋膜内の腹横筋の収縮によって緊張が増し，腰椎の安定性に貢献します[15]．このTLFには豊富な神経組織が確認されており，腰痛の発生源になりうると考えられます[16]．この胸腰筋膜はコルセットを巻いたように腹壁を取り囲んでいるためmyofascial corset-like systemと呼ばれ，腹横筋はこのコルセットの緊張を調整する重要な役割を持ちます（Ⅳ章参照）．

memo　胸腰筋膜は侵害受容器がある？

筆者は大腰筋の筋活動解析実験で，被験者の背部より大腰筋にワイヤ電極を刺入したところ，横突起に付着するTLFを貫く際に被験者が皮膚と同程度の強い疼痛を訴えることを経験しています．このことからもTLFへの刺激は腰痛の発生源になりうると考えられます．

背部の皮下には胸腰筋膜の浅層（図28）が骨盤から頭部をつなぎ，上後腸骨棘，腸骨稜，腸腰靱帯，仙腸関節構成靱帯と連結しています．この筋膜は僧帽筋，下後鋸筋，広背筋，腹横筋，内外腹斜筋，大殿筋の筋膜と連続しています．また広背筋，外腹斜筋，大殿筋の下には胸腰筋膜の深層（図29）があり，下後鋸筋，内腹斜筋，脊柱起立筋，中殿筋，大腿二頭筋長頭と連結しています．大腿二頭筋長頭腱を牽引することによって，仙結節靱帯を介して，腰仙部の胸腰筋膜の深層に変位を認めたとの報告があり[17]，大腿二頭筋が胸腰筋膜と連結して張力を伝達していることを示します．このため図21に示すようにハムストリングのタイトネスは仙腸関節障害の誘因になると考えられます．

この胸腰筋膜はさまざまな方向から仙骨部に集まり，胸腰腱膜複合体（thoracolumbar composite：TLC）を構成します（図30）．TLCは仙骨を覆う厚い腱膜からなる複合体で，仙腸関節の離開を防ぐ働きを持ち，さらに多裂筋の収縮によってTLCと仙骨の間の内圧が上昇することで仙腸関節を安定させる働きを持ちます．またTLCは胸腰筋膜とも連続しており，体幹筋群の収縮によって緊張が高まります．さらにTLCは仙結節靱帯や長背側仙腸靱帯と連結し坐骨

図28 胸腰筋膜(後葉浅層)

背部の皮下の胸腰筋膜は上後腸骨棘、腸骨稜、腸腰靱帯、仙腸関節構成靱帯と連結し、僧帽筋、下後鋸筋、広背筋、腹横筋、内外腹斜筋、大殿筋とも連続している。(文献18より引用)

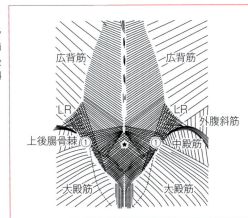

胸腰筋膜後葉の浅層
★：広背筋と大殿筋の筋線維が異なった方向から合流するため、網目状に見える。

LR：外側縫線、①：上後腸骨棘、点線：仙骨稜。

図29 胸腰筋膜(後葉深層)

背部の深層の胸腰筋膜は下後鋸筋、内腹斜筋、脊柱起立筋、中殿筋、大腿二頭筋長頭と連結している。(文献18より引用)

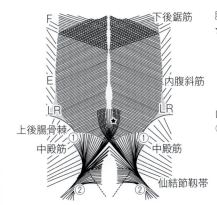

胸腰筋膜後葉の深層
★：深層の線維は下部腰椎で脊柱起立筋の腱膜と合流して著しい線維密度の増加がみられる。線維方向は頭側内方から尾側外方へ配列されている。

LR：外側縫線、①：上後腸骨棘、②：仙結節靱帯、点線：仙骨稜。

図30 胸腰腱膜複合体の働き

胸腰筋膜は仙骨部で網目状に重なり複合体を形成し、仙腸関節の安定性に寄与する。(文献18より引用)

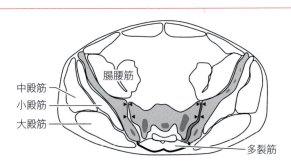

・仙骨を覆う厚い腱膜複合体で仙腸関節の離開を防ぐ
・多裂筋の緊張によって内圧上昇し、仙腸関節を安定させる
・胸腰筋膜後葉と連続する
・仙結節靱帯を覆い、長背側仙腸靱帯と連結し、坐骨結節に達する
・大殿筋が付着する

結節に達するため、仙腸関節の不安定性によって、靱帯の緊張が高まり、靱帯部やその付着部に圧痛を生じることになると考えられます。またTLCの側方から大殿筋が付着し、その適切な活動によって仙腸関節の安定を得られます。つまり、**TLCに連続する筋膜の適切な牽引力によっ**

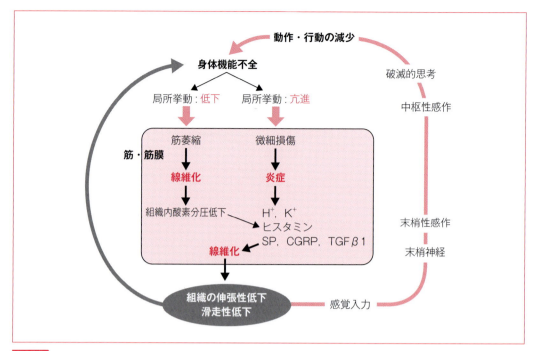

図31 筋筋膜に生じた微細損傷による悪循環（文献21より作成）

て仙腸関節は安定性を維持していると考えられます．

筋筋膜性疼痛（myofascial pain syndrome：MPS）

　筋は，周囲を区画し，収縮力を腱に伝え，各々の筋間や周囲の組織との滑走性を保ち，独立した運動が行えるようにするために結合組織（fascia）で包まれています．fasciaは筋周囲を覆う筋周囲筋膜（muscle-related layer，狭義の筋膜）のみならず，皮下に薄く広く分布するsuperficial fascia（皮下結合組織），より厚く全身に連結し筋組織の張力を伝達するdeep fasciaに分けられ，deep fasciaは直立位などの姿勢を保持したり，動作を行う際の緊張力を全身に伝える働きを持ちます[19]．fasciaに関する近年の研究によると，fasciaには神経組織が豊富に分布し，侵害受容器[20]や，ルフィニ小体，パチニ小体などの固有受容器の存在が確認されています．

　fasciaに何らかの原因で微細損傷が生じ，引き続いて炎症が生じると，fascia周囲に線維化が生じ筋膜間の滑走性が低下し運動機能の低下を招きます（図31）．さらに組織の線維化によって筋筋膜の伸張性が低下すると，身体機能が低下し障害局所の運動が減少し，その結果として筋組織は萎縮し線維化し，組織内の酸素分圧が低下することで炎症反応が増し，線維化がさらに促進されてしまいます．また炎症によって組織の侵害受容器の感受性が高まり疼痛が継続すると，末梢性感作や中枢性感作を経て，破滅的な思考を持つようになり，動作や行動に制限が生じることで身体機能不全がさらに進んでしまうという悪循環を形成します．

　線維化したfasciaは臨床的に圧痛や硬結となり，"腰痛や肩こり"の原因になると考えられています．この硬結はmyofascial trigger point（MTP）とも表現され，このような病態による疼痛症候群は筋筋膜性疼痛（myofascial pain syndrome：MPS）と呼ばれます[22]．また筋膜の侵

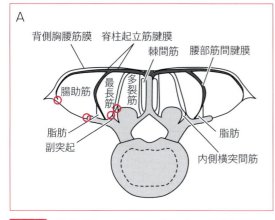
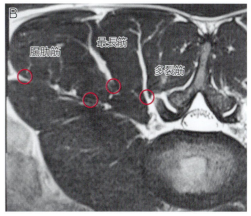

図32 筋筋膜性腰痛のトリガーポイント例

多裂筋，最長筋，腸肋筋の筋膜間や，筋膜の付着部として副突起，横突起などに発痛源を認めることが多い．
○：ブロック注射による主な治療部位．（A：文献18，23より作成）

害受容器を介してMPSの疼痛は関連痛として，より遠位部の疼痛として認識されることがあります．臨床上経験する，神経学的所見や画像検査の神経圧迫所見を認めないにもかかわらず，腰殿部痛が下肢へ放散する症候の病態の一つとも考えられますが，機序は明らかではありません．

このMTPへのブロック注射は疼痛軽減効果があるため，以前から広く行われていますが，近年では**超音波画像ガイド下に，筋膜間の癒着を剥離するように生理食塩水などを注入する治療方法（hydro-release）**が行われ，その除痛効果が注目されるとともに，MPSの病態の解明にも貢献しています．図32に脊柱起立筋周囲のトリガーポイントを示します．治療効果が高いとされている部位[23]は，筋間筋膜や筋膜の骨付着部（副突起，横突起）に多いことがわかります．

筋組織の繰り返しの遠心性収縮によって生じる遅発性筋痛（delayed onset muscle soreness：DOMS）は日常よく経験する一般的なものですが，その詳細な発生機序は明らかにされていません．脊柱起立筋をはじめとする腰背部の筋への繰り返しの負荷，特に遠心性収縮の繰り返しによってDOMSが生じ，筋への負荷や炎症によって筋膜に囲まれたコンパートメント内圧が上昇し[24]，筋膜への刺激や筋膜付着部への牽引力によって腰痛が生じると考えられます．また高齢者の脊椎圧迫骨折後の腰椎後弯変形や，前屈動作での脊柱後弯姿勢などによってコンパートメント内圧がさらに上昇すると，筋膜の刺激によって腰痛を誘発すると考えられます．

症例提示（図33）

左打ちの大学野球選手．素振り練習を1日700回行っていたところ，右腰部に疼痛出現．第3腰椎横突起付近に圧痛を認め，MRI-STIR画像にて右腸肋筋前方に高信号領域を認めます．この高信号領域は第3腰椎横突起につながるTLFに沿っており，TLFの侵害受容器を介して腰痛を生じていたと推察されます．通常，筋筋膜性腰痛ではMRI所見を認めることは少ないのですが，負荷が高かったため，このような所見を呈したと考えられます．

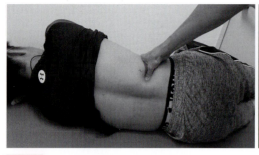 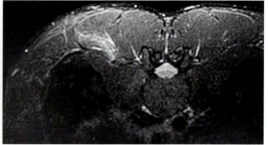

図33 大学野球選手の筋性腰痛例
素振りを繰り返して腰痛出現．右腸肋筋外側に圧痛を認め，MRI-STIR画像にて横突起付着部付近から外側に高信号変化を認める．

　筋筋膜性腰痛の脊柱所見として，疼痛の誘発肢位に特異的なものはなく，前屈をしていく途中で痛みを訴えたり，伸展時に腰痛が再現されたりします．その機序は不明ですが，左側脊柱起立筋に筋筋膜性の疼痛を持つ患者は，左Kemp手技（斜め後屈）などで脊柱起立筋に圧縮負荷をかけると疼痛や"詰まる感じ"を訴えます．画像所見を呈することはまれですので，その自然経過を観察し，数日で寛解するようであれば本障害と推定診断しますが，前述のとおりほかの病態と合併することが多いため，経時的な観察，評価が必要です．

> **memo　筋筋膜性腰痛への対処**
>
> 　筋筋膜性腰痛に対してはさまざまな対処方法があり，按摩，マッサージ，鍼灸などの介入，温熱，超音波，牽引などの物理療法，湿布，消炎鎮痛薬などの薬物療法，各種ストレッチ体操による筋筋膜ストレッチ介入などがあります．しかし疼痛が発症したメカニズムを明らかにし，局所的に生じた負荷を軽減させるための身体機能改善介入を行わず，発症前と同様の生活を行っていると，再発は必然です．

筋付着部障害

　多関節筋であるグローバル筋群が何らかの運動や姿勢を保つために，特に遠心性の収縮を繰り返すことで筋付着部には大きな牽引力が作用し，筋と骨の結合部に微細損傷に引き続いて炎症が生じ，付着部障害（enthesopathy）が発生します．その発生メカニズムは上腕骨外上顆炎や膝蓋靱帯やアキレス腱の付着部症などの障害と同様と考えられます．好発部位は脊柱起立筋が腸骨に付着する部位（図34）で，同部に圧痛を認める場合には本障害を疑います（Ⅰ章図5，p6参照）．

　脊柱起立筋に過度な負荷を加えるアスリートに好発しますが，図35のように脊椎圧迫骨折後の脊柱後弯変形を呈した高齢者などにおいては，立位姿勢を保つために脊柱起立筋に牽引力が加わり続けるため同障害の頻度が高まります．

　また歩行時の体幹安定性不全や大殿筋活動不全などのモーターコントロール不全によって脊柱起立筋への過度な負荷が加わることによっても発症します．脊柱起立筋への負荷が増すモーター

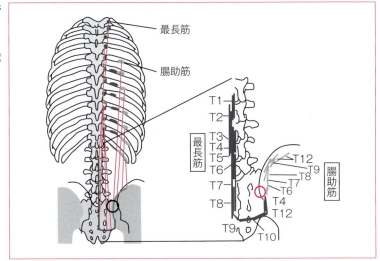

図34 脊柱起立筋の走行と付着部
最長筋と腸肋筋の走行と，仙骨，腸骨への付着部位を示す．（文献18より作成）

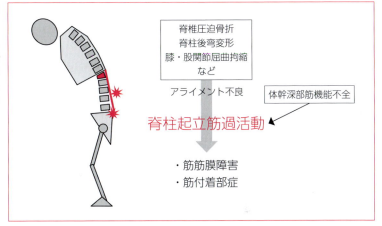

図35 脊柱後弯アライメントによる障害
脊柱圧迫骨折後の脊柱後弯変形，膝・股関節屈曲拘縮などの要因で脊柱アライメント不良が生じると，脊柱起立筋の過活動となり，筋筋膜障害や筋付着部症の誘因となる．

 コントロール不全の評価として，下肢を後方へ伸展させる際の筋の使い方をみます．Ⅰ章図6（p7）で示す，prone hip extensionを行う際に，大殿筋活動による股関節伸展挙動動作をうまく行うことができず，脊柱起立筋活動による骨盤前傾運動を使って下肢を持ち上げる動作を行っていると本障害発症につながります．このような筋活動様式を行っている患者には適切なモーターコントロールの方法を指導するリハビリテーションが必要となります．詳細はⅣ章に記します．
 本障害への対処方法として図36に記すような，筋付着部へのブロック注射が奏効しますが，障害発生の原因となった動作を明らかにして改善しない限りは同様の障害を繰り返してしまいます．

症例提示（図36）
 70歳代男性．第1腰椎の圧迫骨折受傷後に後弯変形を呈し，立ち上がり時やちょっとした動作時に腰痛が出現．両側腸骨稜の脊柱起立筋付着部に圧痛があり，筋付着部障害を疑って，圧痛部位へのブロック注射を行ったところ，腰痛は軽減したため筋付着部症と診断しました．

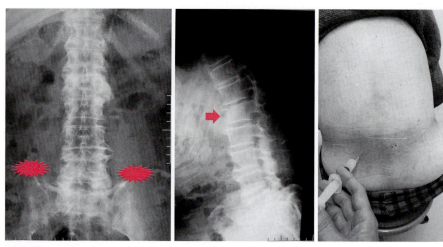

図36 70歳代男性，第1腰椎の圧迫骨折後後弯変形

立ち上がり時などの動作開始時に腰痛が出現．両側腸骨稜の脊柱起立筋付着部に圧痛あり．圧痛部位へのブロック注射にて一時的に疼痛は軽減した．

体幹筋肉ばなれ障害

　筋に遠心性の収縮が生じ，筋筋膜に強大な伸張力が作用すると，筋と筋膜の境界部に損傷が生じます（肉ばなれ）．野球，やり投げ，カヌー，ハンドボールなどの体幹を急激に回旋させる動作時には，内外腹斜筋に肉ばなれが発生することがあります．

症例提示（図37）

　体操選手の腹直筋肉ばなれ，テニス選手の腰方形筋肉ばなれ，女子ハンドボール選手の左内腹斜筋肉ばなれを提示します．女子ハンドボール選手は右手でジャンプシュートをした際に左側腹部痛が出現．MRI-STIR画像にて左内腹斜筋内に高信号変化を認め，同筋の肉ばなれと診断しました．

体幹筋付着部の裂離骨折（横突起骨折）

　筋筋膜に大きな牽引力が作用すると，その付着部に裂離骨折が発生することがあります．比較的まれな病態ですが，交通外傷などで大きな外力が作用するときに腹圧が急激に上昇し，TLFの強い牽引力が横突起に作用して裂離骨折を起こすことがあります．図27Bの3DCT画像はバイク転倒事故後の腰痛患者のものです．右L1，2，3，4横突起に裂離骨折が生じています．このことからもTLFは横突起に付着して腹圧上昇に関与していることがわかります．

筋性腰痛の発生メカニズムと対処方法

　筋の収縮によって関節の運動が生まれます．筋の求心性収縮時には筋膜・腱には大きな伸張力は加わりませんが，**遠心性収縮時には筋膜・腱・骨付着部には大きな伸張力が作用し損傷発生につながります**．切り返し動作やジャンプの着地など急減速する際の姿勢保持時にも遠心性の収縮

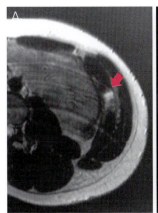 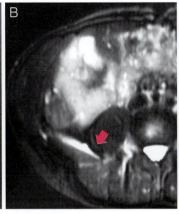 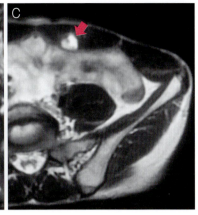

図37 アスリートの体幹筋肉ばなれ症例
A：女子ハンドボール選手．シュート動作後に左側腹部痛が出現．MRI-STIR画像にて内腹斜筋内に高信号変化を認め，同部位の筋損傷（肉ばなれ）と診断した．
B：腰方形筋の筋損傷，C：腹直筋の筋損傷．

が生じます．このように関節を動かすときよりも，身体を支えて動かない状態を保つ際に筋・筋膜・腱・骨付着部には大きな負担が加わります．

筋には複数の関節をまたぐ多関節筋と単関節筋があり，関節を支えるためには関節近傍に位置し，遅筋線維が豊富で持久性の高い単関節筋を使うことが合理的です．しかし何らかの理由で単関節筋の機能が低下すると，多関節筋の活動割合が増し，その繰り返しの負荷で筋損傷を生じます．体幹における単関節筋は脊椎に直接付着している腹横筋，多裂筋を代表とする体幹深部筋群で，多関節筋としては脊柱起立筋，外腹斜筋，内腹斜筋があげられ，体幹深部筋の活動タイミングの遅れや筋活動不足などによる機能低下によって多関節筋への負荷が増します．

また体幹深部筋の活動は脊柱骨盤の安定性を高め四肢の運動をより効果的にすると考えられていて，例えば腹臥位で股関節を伸展させる動作を行う際には大殿筋，ハムストリングが主に活動しますが，その活動比率には個人差が大きく，脊柱起立筋を用いて骨盤の前傾運動を用いて下肢を挙上させる運動戦略を用いる人がいます．そのような動作を繰り返していると脊柱起立筋の過活動による筋痛や筋付着部障害を招くことになり，筋性腰痛を呈する患者に腹臥位で下肢挙上を指示すると骨盤の前傾運動を生じ，同時に腰痛が再現されることがあります（prone hip extension test，Ⅰ章図6，p7参照）．腹臥位で下肢挙上する際の脊柱起立筋，大殿筋，ハムストリングの筋活動を計測し，次いで腹横筋の収縮を促すdraw-inを行いながら同じ計測を行ったところ，draw-inさせることによって脊柱起立筋の筋活動が抑制され，大殿筋の筋活動が高まったことが報告されています[25]．これらのことから，**脊柱起立筋の過活動を伴っている患者に対しては，運動時に腹横筋の活動を促進させることで脊柱起立筋の活動を抑制させることが期待されます**．またこのようなモーターコントロールの改善対策のほかにも，脊柱起立筋の筋持久力を高めるための有酸素運動や股関節の伸展可動性を高めるための腸腰筋，大腿直筋などのストレッチも本障害に対して有効と考えます．

筋性腰痛は短時間の外来診察でその発生メカニズムを把握することがむずかしく，どうしても非ステロイド性抗炎症薬（NSAIDs）投与や湿布処方などの対症療法で済ませてしまいがちです．

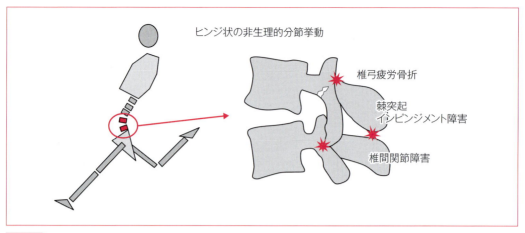

図38 局所的腰椎伸展負荷によって発症する病態

サッカーのキック動作などで下位腰椎の特定分節に非生理的伸展挙動が生じると，椎間関節障害，疲労骨折に加えて，棘突起同士がインピンジすることによって同部の滑液包炎を生じて腰痛を呈することがある．

しかし，**繰り返す腰痛を予防し慢性化を防ぐためには個々の身体特性を評価し，低下している身体機能を明らかにし，その改善を図るアスレティックリハビリテーションが必要となります**（Ⅴ章-2-4, p95参照）．

5 棘突起インピンジメント障害

　何らかのスポーツ動作で体幹の伸展動作を行う際に，骨盤後傾可動性や上位腰椎・胸椎・胸郭の可動性が乏しいと下位腰椎にヒンジ状の非生理的分節挙動が生じ〔図13，Ⅱ章図3（p30）〕，椎間関節障害や，腰椎椎弓疲労骨折が生じますが，**棘突起同士がぶつかり合う（インピンジメント）ことによって，棘突起間の滑液包に炎症が生じ，腰椎伸展時の腰痛を呈することがあります**（図38）．

　このような腰痛の多くは，腰を反らす動作を繰り返すアスリートに生じます．脊柱所見の特徴として，腰椎を真後ろに反るときに腰痛が強く，斜め後ろへのKemp手技では痛みが出ません．また圧痛が棘突起上にはなく，棘突起間に限局していることが特徴です（Ⅰ章図5, p6参照）．X線画像に特徴的な所見はなく，MRI-STIR所見にて棘突起間の滑液包炎が高信号領域として描出されることがあります．腰椎の変形性変化に伴って椎間板腔が消失し，棘突起間の接触によって変形性変化をきたした病態はBaastrup病とも呼ばれています．棘突起間のブロック注射を行い，伸展時腰痛の消失をみれば同障害と評価し，局所的伸展挙動を減じるための介入を行います（Ⅴ章参照）．

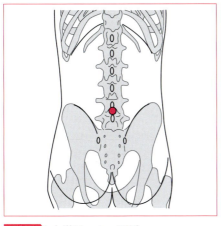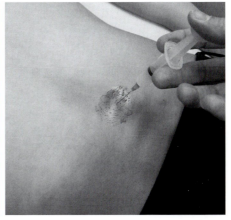

図39 大学サッカー選手

症例提示（図39）

　大学サッカー選手．3カ月前よりボールを蹴る瞬間に腰痛が出現．腰椎伸展時痛による伸展制限あり．Kemp手技にて腰痛誘発なし．圧痛はL4/5棘突起間に限局．単純X線にて異常所見なし．同部位にブロック注射を行ったところ，伸展時痛は消失したため，棘突起インピンジメント障害と診断しました．

3 器質的腰部障害の病態理解

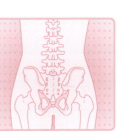

　ここではX線に描出されてくる障害程度ステージⅣ，Ⅴの器質的腰部障害について解説します．本書ではプライマリケアとしての対処方法を中心に述べていますので，その**詳細な評価方法や治療方法は整形外科，脊椎外科の成書を参照してください．**

1 腰椎分離症（椎弓疲労骨折）

　骨に過度の物理的ストレスが加わり続けると，骨の形成能が低下し，骨は弱くなり，疲労骨折を起こし，特に骨が未成熟な成長期に発生頻度が高くなります．このため成長期に何らかのスポーツ活動を行い，腰椎に伸展と回旋負荷が繰り返し加わると，腰椎の椎弓に疲労骨折が生じます．図13のように，ある分節に伸展負荷が加わると，同図に示す椎弓の腹側を引っ張る力が作用し，その繰り返しによって同部の骨形成が阻害され，疲労骨折が生じます．もしその亀裂が背側までつながり，椎弓の連続性が断たれると，腰椎分離症となります．画像所見では初期の段階

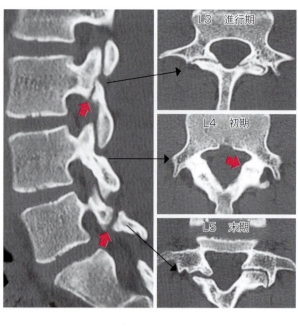

図40 ▶ 3 ヵ所の椎弓に異なるステージの疲労骨折を認めた症例

高校生陸上選手に 1 カ月前から腰痛出現．CT にて L3 に進行期，L4 に初期，L5 に末期の分離症を認める．L3 の骨折は腹側から背側に進んでいることがわかる．末期の分離部は骨折端が硬化し偽関節を形成している．

ではMRI-STIR画像によって椎弓部，椎弓根部の高信号変化を認め，その後の骨変化がCT画像によって認めるようになります（I章図15，p15参照）．

図40に高校生陸上選手の腰椎CT画像を示します．中学校時代から腰痛があり，高校入学後は腰痛なく練習をしていましたが，1カ月前より腰痛出現しました．腰椎の前屈制限なく，伸展時痛と伸展制限を有し，左Kemp手技にて腰痛が誘発され，L3，L4，L5の棘突起に圧痛を認めていました．MRIにてL3とL4の椎弓に高信号変化を認め，腰椎分離症を疑いCTを撮像したところ，L3には進行期の，L4左には初期の，L5には末期の分離症を認めました．L3進行期の分離部は腹側が幅広く，背側が狭く，腹側から背側に向かって疲労骨折が伸びていることが理解できます．またL4左には骨内に小さい骨吸収像を認め初期の分離と考えます．L5椎弓の分離端には骨硬化像を認めており，すでに癒合能を失った末期の分離症となっています．

図41に15歳のスピードスケート選手の画像を示します．腰椎伸展時に腰痛を呈し，Kemp手技にて両側で腰痛を誘発し，L4棘突起に圧痛を認めました．単純X線でも椎弓腹側に亀裂像を認め，MRIにて同部に高信号変化を認め，CTにて骨折像を認めたため進行期の分離症と診断し，骨癒合を目的にコルセットが処方され癒合を得ました．

疲労骨折の治療の基本は，骨折部位への負荷をなくし，骨癒合を待つことです．そのため原因となったスポーツ動作を制限し，腰椎の伸展・回旋運動を制限するためにコルセットを装着し，骨癒合を待ちます．その癒合には個人差がありますので，癒合期間は個別に判断する必要があります．しかし**診断時にすでに末期に至っている分離症には骨癒合能がないため，いくら安静にして，コルセットで固定していても癒合は望めません．このため末期の分離症に対する骨癒合を期待する加療は無意味です**．誤った判断で成長期の選手に無駄な時間を過ごさせることは慎むべきです．単純X線の斜位像で椎弓に明らかな分離所見を認めるようになった状態（I章図9，p13参照）ではすでに末期ですので，不必要な治療を行わないよう気をつけてください．

分離症の病期を知るためにはMRIとCTを用いて図42のように初期，進行期，末期に分類

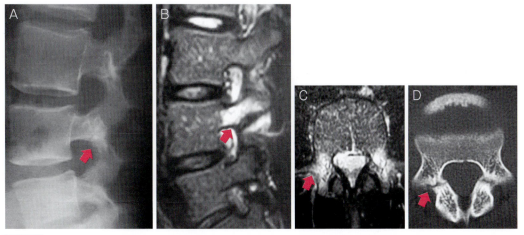

図41 伸展型腰痛で受診した15歳スピードスケート選手の単純X線（A），MRI-STIR矢状断画像（B），横断像（C），CT斜位横断像（D）

L4椎弓に亀裂を認め，MRIにて同部に高信号を呈し，CTでは骨折像を認め，進行期の分離症と診断された．

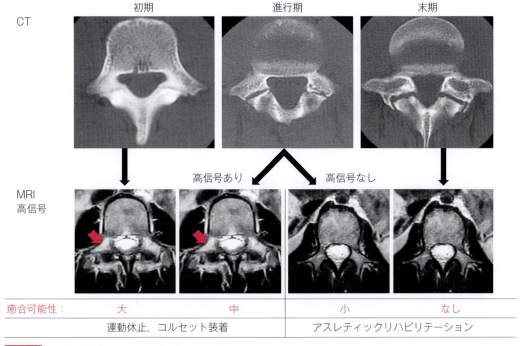

図42 腰椎分離症のステージに応じた対処方法

MRI-STIR画像にて高信号変化を認める際には，骨癒合の可能性があるため運動を休止し，コルセット装着にて骨癒合を図る．骨癒合の見込めないときには不必要な安静やコルセット装着は行わず，分離部への負荷を減ずるアスレティックリハビリテーションを指導する．（画像は徳島大学教授，西良浩一先生の御厚意による）

し，進行期はMRIの高信号変化の有無によって前期進行期，後期進行期に分けます．MRI高信号は炎症による水分貯留を反映し，同部の癒合能を示しますので，後期進行期と末期では骨癒合の見込みが少ないことを示します．

疲労骨折が進行している際には腰痛を生じますが，末期になると多くの症例で腰痛を伴わなくなります．また成人で分離症を認める者のなかには成長期に腰痛を経験していないことが少なからずあります．**つまり疲労骨折や分離を生じていても症状を呈さない人もいます**．そのため本症に対して，どこまで頑張って癒合させるための治療を行うかの判断はむずかしくなります．

どのような治療方針を選ぶにしても，進行の抑制や，再発の防止のためには運動療法やアスレティックリハビリテーションが必要となります．腰椎分離症に対しては腰椎椎間関節障害と同様の局所的伸展挙動を起こさせないような対処を必要とします．詳細はⅣ章，Ⅴ章を参照してください．

2 腰椎椎間板ヘルニア

椎間板変性に引き続き，損傷した線維輪の損傷部位を通って髄核が後方へ移動し，脊柱管内に至ると，神経根の炎症を起こし，腰痛や下肢痛を生じるようになります．ヘルニアの高位によって，障害される神経根高位も異なるため，下肢の神経障害部位をみることでヘルニア高位を推定することができます．大きく分けて，L4/5やL5/S1椎間に生じたヘルニアでは坐骨神経への刺激や障害によって下肢後面痛，足部の筋力低下，知覚障害を生じ，SLRテストが陽性となります．一方，L3/4のヘルニアでは大腿神経が障害されますので，大腿前面から膝の疼痛，大腿部の筋力低下や知覚障害を生じます．下肢症状を呈し，椎間板ヘルニアを疑う場合には専門医へ紹介してください．まれに巨大なヘルニアで馬尾神経を強く圧迫する際には膀胱直腸障害を呈し，その際には緊急手術も必要となります．

図43に腰痛を呈した20歳の水泳選手の症例を提示します．前屈時の腰痛と軽度の左下肢痛，左SLR軽度陽性でした．MRI所見ではL5/S1椎間板の変性所見と脊柱管内への髄核の脱出を認めます．保存的に加療し，腰痛や下肢痛が軽減した6カ月後のMRI所見では脱出した髄核の吸収を認めています．このように症例によっては**脱出髄核が吸収され消失することがあります**．

図44には手術加療を必要とした椎間板ヘルニアの2症例を提示します．いずれも前屈制限，SLR陽性で軽度の神経症状を伴い，いずれも腰椎の後側方への伸展挙動にて下肢痛が誘発され，Kempテスト陽性でした．画像所見の横断像において，**図44A**は大きなヘルニアによって神経根は背側の椎弓とヘルニアの間に挟まれています．**図44B**はヘルニアは小さいものの，脊柱管が狭く，神経根は背側の椎間関節・黄色靱帯とヘルニア間に挟まれています．このように神経根が前方と後方の両側から挟まれ，神経の可動性を失っている状態では，スポーツ活動などの動きによって神経根に刺激が加わることで神経症状が再発し，下肢痛を繰り返すことになるため，手術を必要とする可能性が高まります．**このような絞扼型神経根障害を呈する場合には，腰椎の斜め後ろへの伸展挙動（Ⅰ章図3，p4参照）によって絞扼神経根への刺激が高まり，下肢痛を伴うKempテストが陽性になります．このことから，Kempテストが陽性の椎間板ヘルニアには手術を必要とすることが多くなるため，早期に専門医に紹介してください．**

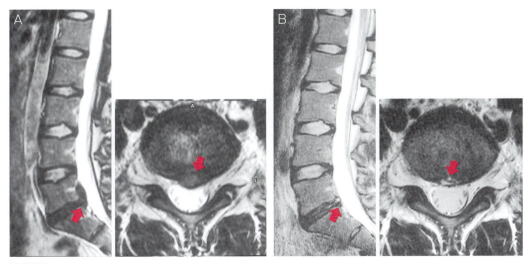

図43 20歳水泳選手の腰痛を呈する腰椎椎間板ヘルニア
A：L5/S1 椎間板が変性し，髄核が脊柱管内に脱出しているが，脊柱管は広く，神経組織の圧迫は生じていない．
B：6カ月後の所見．腰痛は軽減し，脱出していた髄核は吸収され，一部に高信号領域（high intensity zone：HIZ）を残す．

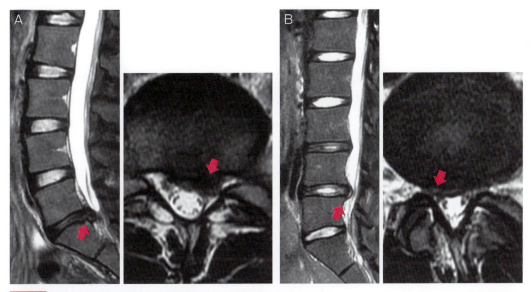

図44 手術加療を必要とした椎間板ヘルニアの2症例
いずれも前屈制限，SLR陽性で軽度の神経症状を呈し，Kempテストが陽性であった．
A：L5/S1の大きなヘルニアにより神経根は背側の椎弓との間に挟まれている．
B：脊柱管が狭く小さなヘルニアと背側の椎間関節・黄色靱帯との間に神経根が挟まれている．

3 変形性脊椎症

　脊柱の変形性変化に伴い椎間関節や椎体周辺には骨増殖性変化が生じ，増殖部の周囲には血管，神経が増生してくるため，日常生活動作に伴う物理的負荷によって疼痛を生じます．このような脊椎の変形性変化（Ⅱ章図4，5，p32参照）に伴って腰痛を引き起こす病態は，変形性

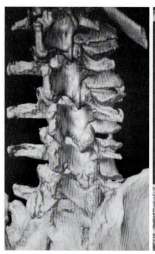 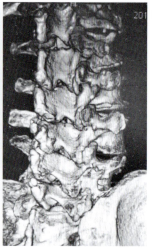

図45 脊柱管狭窄症にて手術を予定している患者の腰椎3DCT画像の右斜め後ろ像

いずれも椎間関節の著しい変形を認め，関節の肥大，骨棘形成を認める．

膝関節症や変形性股関節症の疼痛発生機序と同様です．変形性関節症の疼痛の特徴として，動作開始時の疼痛があります．関節軟骨の変性によって運動時の円滑な関節運動が行えなくなり動作開始時に疼痛を伴いますが，動いているうちに軽減してきます．このように初期の変形性関節症では動作を起こしてしまうと挙動が円滑化され痛みが軽減します．しかし変形が進行し軟骨が消失すると，荷重時には常に痛みが出るようになります．また骨増殖が進行している時期には，増生した神経によって疼痛を生じますが，最終的に関節裂隙が消失し，増殖した骨棘によって関節の動きが乏しくなる末期の状態では，骨増殖反応も低下し，それに伴って血管・神経も消退して，疼痛を生じなくなります．このように脊柱では自然に椎体間が癒合して固定されてしまうことによって疼痛は軽減します．

図45に変形性脊椎症の腰椎3DCT画像を右斜め後ろから見た画像を示します．いずれも椎間関節の著しい変形や肥大を呈しています．

変形性脊椎症という診断名はX線にて変形所見を認めることを示す画像診断であり，病態診断ではありません． 変形した脊椎由来の腰痛の病態には変性椎間板，椎体骨棘，椎間関節など患者ごとに異なりますが，椎間関節由来のものが多いと考えられます．変形性脊椎症と診断されていても，その病態を明らかにするための詳細な病態評価を行い，最適な運動療法を行うことが求められます．

4 脊柱管狭窄症

図46に示すように，椎体周辺の骨棘や椎間板膨隆，椎間関節の肥大，黄色靱帯の肥厚によって脊柱管や神経孔が狭くなり神経組織を圧迫することによって坐骨神経痛，間欠性跛行や下肢の麻痺を生じます．また腰椎のすべり症を伴うと脊柱管の狭窄はより強くなります．このように，脊柱管狭窄状態は腰椎の変形性変化の最終段階ととらえることができます．

また**脊柱管の狭窄の主因となる黄色靱帯は腰椎の前弯位（伸展位）で前方に"たくれ込み"，脊柱管をより強く狭窄しますが，後弯位（前屈位）では頭尾方向に牽引されるため，たくれ込み**

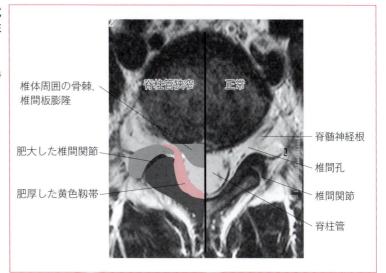

図46 脊柱管狭窄の模式図（左半分：脊柱管狭窄，右半分：正常）

左は椎間関節の肥大と，黄色靱帯の肥厚によって脊柱管が狭窄し，神経孔も狭くなっている．

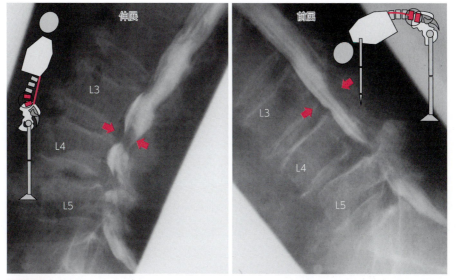

図47 腰椎変性すべり症・脊柱管狭窄症患者の脊髄造影所見（硬膜管内に造影剤を注入後）

腰椎伸展時（A）にはL3/4椎間に硬膜管の圧排を認める（矢印）が，前屈位（B）にて圧迫は解除されている．なおL4/5椎間は著しいすべりを呈しており，前屈位にて増強する．

が解消され脊柱管狭窄は軽減します（図47）．脊柱管狭窄症の主な症状である間欠性跛行は，歩行によって下肢にしびれや疼痛が出現し歩行の継続ができなくなり，前屈姿勢，しゃがみ込み，座位などで腰椎を後弯させて休息することによって下肢症状が軽減し，歩行が再開できるという症候です．前屈姿勢によって脊柱管狭窄が緩み，神経の血流や，髄液の循環が再開されることで神経症状が改善するため，このような間欠性跛行現象が生じると考えられています．そのため，**脊柱管狭窄症に対する運動療法として，立位での骨盤後傾化，腹筋群の賦活化による腰椎前弯の減少，背筋や脊柱後方のストレッチによる腰椎後弯化が行われます**（Ⅴ章-2-5，p96）．こ

のような運動介入は腰部脊柱管狭窄症の進行を抑える働きを持ち，手術加療の必要性を低下させる効果があるとも考えられます．これらの介入をしても症状が改善せず日常生活の支障が続くようでしたら手術加療の適応となりますので，**もし下肢筋力低下や膀胱直腸障害があるようなら専門医へ紹介してください．**たとえ手術加療を行うことになっても，**前述の運動療法は術後の再発予防にも有効ですので実践してもらってください．**

●文献

1) Yamashita T, et al：Mechanosensitive afferent units in the lumbar facet joint. J Bone Joint Surg Am 72：865-870, 1990
2) Sakamoto N, et al：An electrophysiologic study of mechanoreceptors in the sacroiliac joint and adjacent tissues. Spine 26：E468-E471, 2001
3) Yamashita T, et al：Mechanosensitive afferent units in the lumbar intervertebral disc and adjacent muscle. Spine 18：2252-2256, 1993
4) White AA, et al：Clinical Biomechanics of The Spine, Lippincott Williams & Wilkins, Philadelphia, 1990
5) Powell MC, et al：Prevalence of lumbar disc degeneration observed by magnetic resonance in symptomless women. Lancet 328：1366-1367, 1986
6) Hangai M, et al：Factors associated with lumbar intervertebral disc degeneration in the elderly. Spine J 8：732-740, 2008
7) Hangai M, et al：Lumbar intervertebral disc degeneration in athletes. Am J Sports Med 37：149-155, 2009
8) Goode A, et al：Three-dimensional movements of the sacroiliac joint：a systematic review of the literature and assessment of clinical utility. J Man Manip Ther. 16：25-38, 2008
9) Jacob HA, Kissling RO：The mobility of the sacroiliac joints in healthy volunteers between 20 and 50 years of age. Clin Biomech 10：352-361, 1995
10) Kurosawa D, et al：A Diagnostic Scoring System for Sacroiliac Joint Pain Originating from the Posterior Ligament. Pain Med 18：228-238, 2017
11) Maigne JY, Planchon CA：Sacroiliac joint pain after lumbar fusion. A study with anesthetic blocks. Eur Spine J 14：654-658, 2005
12) Dreyfuss P, et al：Sacroiliac joint pain. J Am Acad Orthop Surg12：255-265, 2004
13) 村上栄一：仙腸関節の痛み―診断のつかない腰痛，南江堂，東京，2012
14) Lingutla KK, et al：Sacroiliac joint fusion for low back pain：a systematic review and meta-analysis. Eur Spine J. 25：1924-1931, 2016
15) Willard FH, et al：The thoracolumbar fascia: anatomy, function and clinical considerations. J Anat 221：507-536, 2012
16) Tesarz J, et al：Sensory innervation of the thoracolumbar fascia in rats and humans. Neuroscience 194：302-308, 2011
17) Vleeming A, et al：The posterior layer of the thoracolumbar fascia. Its function in load transfer from spine to legs. Spine 20：753-758, 1995
18) 福林徹ほか監：脊柱疾患のリハビリテーションの科学的基礎，ナップ，東京，2017
19) Klingler W, et al：Clinical relevance of fascial tissue and dysfunctions. Curr Pain Headache Rep 18：439, 2014
20) Mense S, Hoheisel U：Evidence for the existence of nociceptors in rat thoracolumbar fascia. J Bodyw Mov Ther 20：623-628, 2016
21) Stecco C：Role of fascia in non-specific low back pain. 9th interdisciplinary World Congress on Low Back and Pelvic Girdle Pain, 2016
22) Ramsook RR, Malanga GA：Myofascial low back pain. Curr Pain Headache Rep 16：423-432, 2012
23) 小林只：fascia の概念からみた腰背部痛．無刀流整形外科―メスのいらない運動器治療，柏口新二編著，日本医事新報社，東京，82，2017
24) 紺野慎一，菊地臣一：腰椎背筋群のコンパートメント内圧上昇と腰痛．臨整外 28：419-426, 1993
25) Oh JS, et al：Effects of performing an abdominal drawing-in maneuver during prone hip extension exercises on hip and back extensor muscle activity and amount of anterior pelvic tilt. J Orthop Sports Phys Ther 37：320-324, 2007

Ⅳ 腰痛が発生した原因を追求しよう！
―腰痛発生メカニズムの理解―

腰部にさまざまな物理的負荷が加わることによって腰部障害が発生しますが，その発生メカニズムを知ることで，腰部障害に対する最適な保存療法，運動療法や予防対策を立てることができます．本章では腰部障害発生のメカニズムについて解説します．

1 体幹安定化機能不全による腰部障害発生メカニズム

　脊柱は椎骨が積み重なり，その間に椎間板が挟まった不安定な構造をしています．椎骨を連結する椎間関節面は矢状面に近いため，屈曲と伸展方向の可動性は高く，回旋方向の可動域は許容しません．このように不安定な構造の脊柱を安定させるためには体幹筋群の活動を必要とします（Ⅲ章図26，p53参照）．

　体幹筋は浅層にあって胸郭と骨盤を直接つないでいる浅層筋群（グローバル筋）と腰椎に直接付着している深部筋群（ローカル筋）に分けられ，浅層筋には腹直筋，外腹斜筋，脊柱起立筋などがあり，深部筋には腹横筋，多裂筋，腰方形筋，大腰筋があります．**脊柱が運動する際にはローカル筋がグローバル筋に先立って活動し，腰椎に安定性を与えた後にグローバル筋の活動によって胸郭と骨盤の間に挙動を行わせることで腰椎の各分節にはneutral zone（Ⅲ章図4，p38参照）の範囲内での安定した腰椎挙動が行われます**（図1下）．一方，ローカル筋の活動を伴わずグローバル筋のみの活動を用いて腰椎に運動を行わせると，最も動きやすい下位腰椎に挙動が集中し，その椎間ではneutral zoneを外れた，elastic zoneでの椎間分節挙動が生じ，椎間関節や椎間板に物理的負荷が加わり，障害の発生につながります（図1上）．

　図2に立位前後屈運動をする際のローカル筋の役割を示します．ローカル筋の活動なしでの挙動の際には胸郭−骨盤運動の回転中心がL4/5分節付近に存在する，"ヒンジ状"の挙動を呈しますが，ローカル筋が活動することで5つの腰椎が力学的に1つのunitに整えられた状態でグローバル筋の活動によって運動を行うことで，胸郭−骨盤間に1つの関節を作り出し，グローバル筋があたかも胸郭−骨盤関節の単関節筋として機能することができ，腰椎unitのしなやかな安定した挙動を行うことができると考えられます（one unit theory）．

　またこのときにグローバル筋が"単関節筋"として活動することができれば，グローバル筋へ

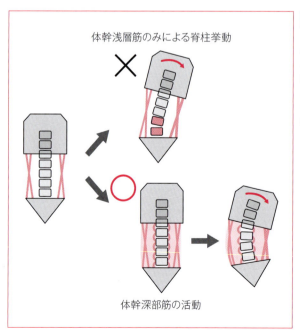

図1　体幹深部筋（ローカル筋）と浅層筋（グローバル筋）

体幹を動かす際に，ローカル筋の活動がない状態で，グローバル筋を使って動くと脊柱の最も動きやすい部位（多くはL4/5）に挙動が集中する（上）．
ローカル筋を先に収縮させ，脊柱に安定性を得た後に動かすことによって脊柱全体にしなやかな挙動が行われる（下）．

図2 one unit theory

ローカル筋の収縮なしに挙動するとL4/5椎間の大きい挙動による"ヒンジ運動"が行われ，同椎間挙動がelastic zoneで行われ，椎間関節や椎間板への負荷となる（A）．
ローカル筋を活動させ，5つの腰椎を力学的に1つのunitにすることで，胸郭と骨盤の間の1つの関節として機能させることができる（one unit theory）．このとき，胸郭–骨盤間の挙動の回旋中心は腰椎の外に移動すると考えられ，グローバル筋は胸部と骨盤の間の単関節筋として機能することができる．

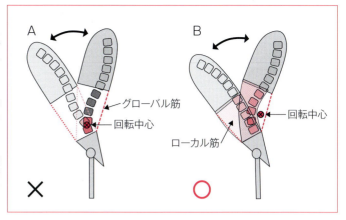

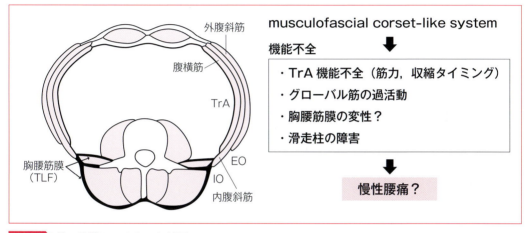

図3 筋・筋膜のコルセット効果

胸腰筋膜による筋筋膜コルセットシステムの機能不全によって腰椎安定性が損なわれ，腰部障害発生や進行の原因となる．

の過度な牽引力が生じることも避けられ，筋筋膜性腰痛，肉ばなれ，筋付着部障害などの筋性腰痛の発生も防ぐことができます．

　腹横筋はTLFを介して腰椎横突起に付着し，その収縮力によってTLFの張力を高め，5つの腰椎を側方から均一に牽引することでその安定性を高めることができます（Ⅲ章図27，p54参照）．TLFは体幹を取り囲むコルセットのような形態をしているためmusculofascial corset-like system（筋筋膜コルセットシステム）とも呼ばれ（図3），腹横筋の収縮力低下や収縮タイミングの遅延によってコルセット機能が低下します．またグローバル筋の過活動によるローカル筋の相対的収縮タイミングの遅延やTLFの変性によってもその緊張力が適切に伝達されず，機能不全となり，筋筋膜の緊張のバランスが取れず，腰痛発症につながると考えられます．

　このように，体幹安定化機能の低下によって腰椎分節不安定性が生じることで腰椎椎間板障害や椎間関節障害が発生し，安定化機能低下の原因でもあるグローバル筋の過活動や，腰椎の不安定性によって生じた胸郭–骨盤間の挙動によって生じるグローバル筋の遠心性の収縮によって，筋・筋膜・腱に過剰な牽引力が生じ，これらの障害を引き起こすというメカニズムが推定されま

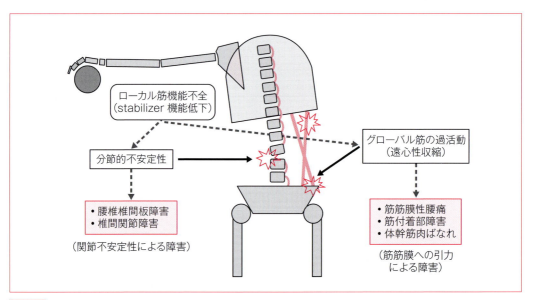

図4 体幹安定化機能不全症候群としての腰部障害発生機序

ローカル筋機能不全によって腰椎分節的不安定性が生じ，腰椎椎間板障害や椎間関節障害を生じる．またグローバル筋の過活動や不安定性によって生じる遠心性収縮によって筋性腰部障害を招く．

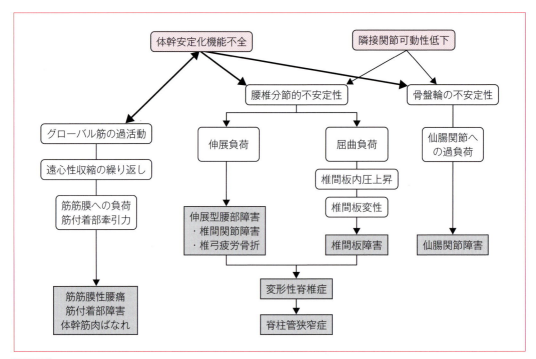

図5 体幹安定化機能不全と隣接関節の可動性不全がもたらす腰部障害

す（図4）．

　図5に体幹安定化機能不全と隣接関節の可動性低下によって生じる腰部障害の発生と進行を示します．このような障害発生や進行を予防するためには，体幹安定化機能の向上と，運動時の

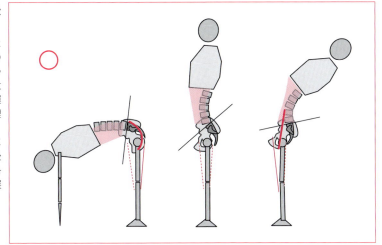

図6 理想的な身体前後屈挙動

体幹深部筋の収縮により安定した腰椎柱をのせた骨盤が，大殿筋の遠心性収縮によってコントロールされた骨盤前傾運動によって最大前傾し，腰椎柱の前方への弯曲運動によって行われる前屈動作が理想的と考える．
伸展時は腸腰筋の遠心性収縮によって制御された骨盤後傾運動後に腰椎前弯挙動が生じることで各関節が neutral zone 内での伸展挙動を行える．

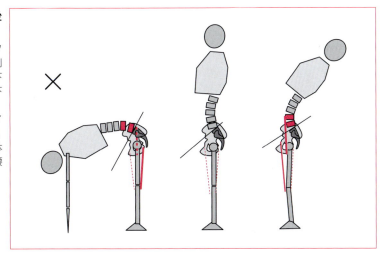

図7 不適切な身体前後屈挙動

前屈時にハムストリングなどのタイトネスによる骨盤前傾挙動制限，上位腰椎・胸椎の可動性低下や体幹深部筋機能低下によって下位腰椎に屈曲負荷が集中する．
伸展時に大腿直筋や腸腰筋のタイトネスによる骨盤後傾挙動制限，上位腰椎・胸椎の可動性低下や体幹深部筋機能低下によって下位腰椎に伸展負荷が集中する．

隣接関節の可動性を高めることが求められます．

2 身体の屈曲伸展挙動不全による腰部障害発生メカニズム

　身体を前屈させる際に，体幹深部筋の収縮により腰椎が安定した状態で，殿筋群によってコントロールされた股関節の屈曲動作による骨盤前傾運動を行い，その後に腰椎の各分節に均等な屈曲挙動が生じることが**理想的な前屈挙動**と考えます（図6）．また伸展動作時には，腸腰筋の遠心性収縮によって制御された骨盤後傾運動後に，腰椎伸展挙動が生じることで各関節が neutral zone 内での伸展挙動を行えます．

　前屈運動時にハムストリングのタイトネスによって骨盤前傾挙動が制限されると下位腰椎に屈曲挙動が集中します．また上位腰椎・胸椎の前屈可動性が低下していることや体幹深部筋機能の低下によっても下位腰椎に屈曲負荷が集中してしまいます（図7）．このような不適切な前屈挙

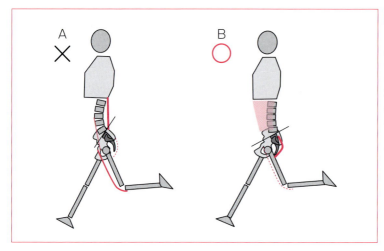

図8 骨盤と分離した股関節挙動

A：体幹安定性不足，骨盤周囲筋のタイトネスによって股関節単独の伸展挙動が阻害され，脊柱起立筋による骨盤前傾挙動によって下肢伸展動作を行っている．
B：腰椎・骨盤が体幹筋群によって安定し，殿筋群を用いた股関節の単独挙動が行われている．

動の繰り返しによってⅠ章図1（p3）に示されるような腰部障害を招くことになります．

　伸展運動時に大腿直筋や腸腰筋のタイトネスによって骨盤後傾挙動が制限されることで下位腰椎に伸展挙動が集中します．また上位腰椎・胸椎の伸展可動性の低下や体幹深部筋機能低下によっても下位腰椎に伸展負荷が集中します．このような不適切な伸展挙動の繰り返しによってⅠ章図2（p4）に示されるような腰部障害を招くことになります．

3　股関節運動不全による腰部障害発生メカニズム

　人は歩くとき，走るとき，階段などの段差を登るときなどに股関節の大きな挙動を必要とします．図8Bのように，腰椎・骨盤を体幹筋群によって安定化させ，大殿筋を使って股関節単独の伸展挙動を用いて歩幅を広げることが求められます．しかし，**体幹安定性が低下し，大腿直筋や腸腰筋のタイトネスによって股関節の伸展可動性が阻害されると，下肢を後ろに蹴る際に，脊柱起立筋の収縮力による骨盤の前傾挙動を用いて蹴ることになります**．このような歩き方を続けていると脊柱起立筋に負荷が加わり続け，筋筋膜性腰痛や筋付着部障害を引き起こすことになります．このような身体機能が備わっていないのに，ウオーキングで歩幅を広くするように指導されて，脊柱起立筋への負荷が増して腰部障害を引き起こす人がいます．このような人にはⅤ章の伸展型腰痛への対処を指導します．

4　姿勢不良による腰部障害発生メカニズム

　姿勢にはさまざまな要素が関係していますが，骨盤の傾斜角度が腰椎のアライメントに大きな影響を与えます（図9）．腸腰筋や大腿直筋のタイトネスがあると骨盤は前傾し，腰椎の前弯は増強し，腰椎椎間関節や椎弓疲労骨折部に負荷が加わり，伸展型の腰痛を引き起こします．また腰部脊柱管狭窄症を持つ人は，黄色靱帯の肥厚が増すことによって脊柱管の狭窄は増強します（Ⅲ章図47，p69参照）．

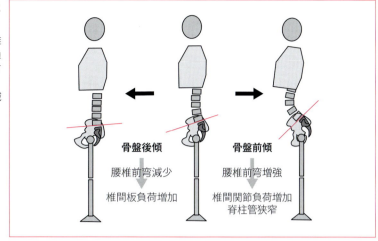

図9 骨盤の傾斜角度と腰椎アライメント

立位姿勢で骨盤が前傾すると腰椎の前弯は増強し，椎間関節への負荷が増し，脊柱管狭窄症は増悪する．
骨盤が後傾すると腰椎の前弯は減少し，椎間板への負荷が増加する．

一方，ハムストリングのタイトネスや腰椎の伸展可動性低下などがあると骨盤は後傾位となり，腰椎の前弯は減少し椎間板に負荷が加わりやすくなり，椎間板障害を引き起こすことになります．体幹深部筋は骨盤の前後傾運動にかかわり，**腹横筋の収縮は骨盤の後傾運動を，多裂筋は前傾運動を行うことが明らかにされています**[1]ので，腰痛の運動療法として，伸展型腰痛には**腹横筋，椎間板障害には多裂筋の賦活化を行うことが求められます**．

5 スポーツ活動に必要な身体機能とその機能不全による腰部障害

矢状面上での腰椎・骨盤の安定性低下による障害（図10, 11）

　日常生活において床の上のものを持ち上げる動作と同様のスポーツ動作にデッドリフトがあります．デッドリフトはアスリートのトレーニングとして用いられ，体幹筋群による腰椎・骨盤の安定性を得た後に，背筋―大殿筋―ハムストリングの筋筋膜の連結による大きな牽引力によって重量物が挙上されます（図10）．この際に，体幹筋機能や大殿筋の機能が低下していると，矢状面上において腰椎・骨盤の安定性は低下し，その代償として脊柱起立筋やハムストリングには遠心性の収縮が生じます．この遠心性の収縮によって脊柱起立筋の障害として筋筋膜障害や筋付着部障害が発生し，同様の機序によってハムストリングの肉ばなれや付着部障害が発生すると推察されます．また体幹筋の機能低下によって腰椎分節不安定性が生じ，腰椎への負荷も増しますが，ハムストリングのタイトネスを伴うことによって，骨盤の前傾挙動が制限され，下位腰椎椎間板への圧縮負荷が増加し，椎間板障害を引き起こすことになります．この骨盤の前傾挙動制限によって，仙腸関節にはニューテーション負荷が生じ，仙腸関節障害をも引き起こします．この動作は日常生活での物を持ち上げる動作においても同様ですので，**物を持ち上げるときには腹横筋を収縮させて，大殿筋を用いて持ち上げることが重要です**．

　デッドリフトに並んでよく用いられるスクワット動作においては，骨盤を前傾位に保ちながらしゃがみ込んでいく動作が求められますが，ハムストリングのタイトネスや股関節屈曲可動域制限があると，しゃがみ込み動作に伴って骨盤は後傾し，腰椎の前弯が減少し，椎間板への負荷が

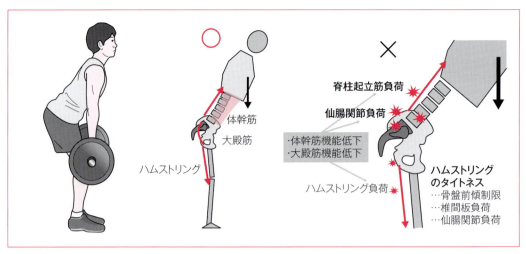

図10 物を持ち上げる動作（デッドリフト）における腰部への負荷

デッドリフトの際には背筋-大殿筋-ハムストリングと体幹筋の協調した支持機構が求められる．もし，体幹筋機能や大殿筋機能が低下すると，骨盤は矢状面で不安定となり，脊柱起立筋やハムストリングへの負荷が増し，筋筋膜障害や筋付着部障害を引き起こす．またハムストリングのタイトネスは，骨盤の前傾挙動を制限し，椎間板や仙腸関節への負荷を増す．

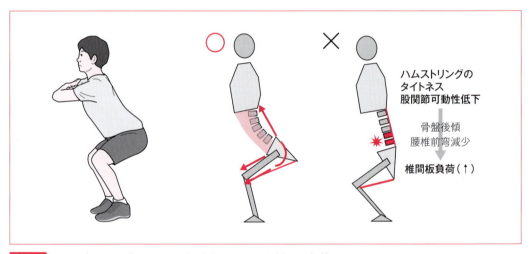

図11 しゃがみ込み（スクワット）動作における腰部への負荷

スクワット時には骨盤を前傾位に保ちながらしゃがみ込むことが求められるが，ハムストリングのタイトネスや股関節可動域制限を伴うと，しゃがみ込みに連れて骨盤が後傾し，腰椎の前弯が減少し，椎間板への負荷が増し，椎間板障害を引き起こす．

増して椎間板障害を引き起こします（図11）．

　スポーツで繰り返される，ジャンプ動作の着地時の姿勢において，骨盤は前傾位を保ち，大殿筋の遠心性収縮を用いて衝撃を吸収する動作が求められます．しかし，ハムストリングのタイトネスや，バレーボールのスパイクやブロック動作でネットに触れないように着地することを強いられると，骨盤を後傾した状態での着地を繰り返すことになります．このような着地動作の繰り返しによって，椎間板への負荷は増強し，椎間板障害を引き起こします（図12）．実際に私たちが行った大学生のスポーツ種目別の椎間板変性保有頻度の調査において，バレーボール選手に

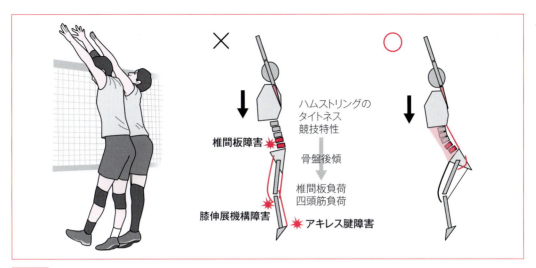

図12 着地時の姿勢による組織への負荷の違い

ジャンプ後の着地の姿勢においては，スクワットと同様に股関節を屈曲し大殿筋の収縮を用いて衝撃を吸収することが求められる．
ハムストリングのタイトネスやバレーボールなどの競技特性によって，骨盤を後傾した状態での着地を繰り返すと，椎間板障害や膝関節伸展機構の障害やアキレス腱障害を引き起こす．

約7割と最も多い椎間板変性を認めていました（Ⅲ章図7，p39参照）．また骨盤後傾位での着地動作においては大腿直筋の緊張が高まり，膝伸展機構に大きな張力が加わり続けることとなり，膝蓋靱帯炎などのジャンパー膝やアキレス腱障害を発症させることになります．このため，このような障害を呈する選手に対しては，**①アライメント指導として着地姿勢の指導，②可動性獲得としてハムストリングのストレッチによる骨盤前傾可動性を獲得し，③安定性獲得として体幹深部筋の賦活化による腰椎骨盤安定性を獲得し，④モーターコントロールの改善対策として，体幹深部筋と大殿筋が同時収縮できるような運動指導を行います**．このような介入はアスレティックリハビリテーションと呼ばれ，アスリートのみならず，一般の腰痛者に対しても求められる腰痛予防対策です．腰部障害の各病態に対する介入方法についてはⅤ章で紹介します．

冠状面上での腰椎・骨盤の安定性低下による障害（骨盤輪不安定症候群）（図13，14）

　サイドステップ動作はさまざまなスポーツ活動で用いられる基本的な動作ですが，切り返し動作時にはさまざまな筋群の活動バランスによって安定性が保たれています．

　サイドステップの片脚立位の際には，中殿筋や内転筋の働きによって股関節の安定性が保たれ，体幹深部筋活動や脊柱起立筋，多裂筋，腰方形筋，腹斜筋群，腸腰筋などの活動によって腰椎・骨盤の冠状面上での安定性が得られます．この際に体幹深部筋や中殿筋や内転筋の機能が低下することで着地時の安定性は損なわれ，脊柱起立筋，腸腰筋や内転筋の付着部に負荷が加わり，同部位の付着部障害を引き起こします．また骨盤輪の不安定性によって仙腸関節を安定させる後仙腸靱帯や仙結節靱帯への負荷が高まり仙腸関節障害や仙結節靱帯障害を生じさせます．さらには股関節の不安定性によって大腿骨と臼蓋縁とのインピンジメントを生じ，FAI（femoroacetabular impingement）障害としての股関節障害を発症することも推定されます．こ

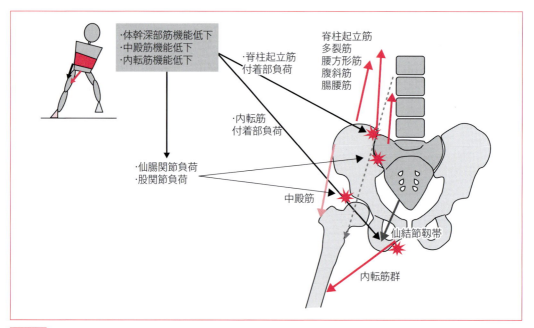

図13 サイドステップにおける腰部骨盤への負荷

サイドステップの際には中殿筋や内転筋と体幹筋の協調した支持機構が求められる．もし，体幹深部筋や中殿筋・内転筋機能が低下すると，骨盤は冠状面上で不安定となり，脊柱起立筋や内転筋への負荷が増し，筋筋膜障害や付着部障害を引き起こす．また仙腸関節や股関節への負荷が増し仙腸関節障害や股関節障害を引き起こす．

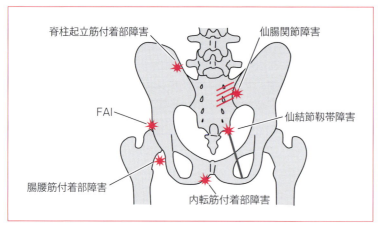

図14 骨盤輪不安定症候群

骨盤輪への負荷の繰り返しによって，脊柱起立筋，ハムストリング，腸腰筋，内転筋群の付着部障害を引き起こす．また仙腸関節障害や股関節インピンジメント障害や仙結節靱帯障害などを生じる．これらの障害は骨盤輪の安定性低下が誘引となるため，骨盤輪不安定症候群ととらえることができる．

れらの障害は骨盤輪の不安定性に惹起していると考えられ，骨盤輪不安定症候群ととらえることができます．このように発症機序を推定することができれば，真の保存療法となりうる，アスレティックリハビリテーションの方向性を提示することができます．

　この骨盤輪不安定症候群に対しては，①アライメント指導として着地姿勢の指導，②可動性獲得として内転筋のストレッチや股関節可動域訓練による骨盤側屈可動性を獲得し，③安定性獲得として体幹深部筋の賦活化による腰椎骨盤安定性を獲得し，④モーターコントロールの改善対策として，体幹深部筋と中殿筋や内転筋が同時収縮できるような運動指導を行います．

　スポーツ動作においてはその種目に特異的な動作を繰り返すことで腰部への負荷は増します．

また股関節周囲筋の柔軟性，胸椎胸郭の可動性，体幹の安定性などの身体機能が整っていないと障害につながります．アスリートが運動器の障害を呈したときは，その原因である何らかの身体機能の低下を明らかにするよい機会でもあります．そのためスポーツドクター，トレーナーはその機能を高める介入を指導し，障害の治療のみならず，障害の予防やパフォーマンス向上を図ることが求められます．

●文献
1) Takaki S, et al：Analysis of muscle activity during active pelvic tilting in sagittal plane. Phys Ther Res 19：50-57, 2016

V 腰痛の病態別の運動療法を指導しよう！
―病態別の腰痛体操―

腰痛の病態に合った運動療法を①アライメント改善，②可動性改善，③安定性改善，④モーターコントロール改善に分けて解説します．

わが国の腰痛診療ガイドラインにおいて，運動療法は高いエビデンスを持つものの，その効果は限定的であるとされています．その原因として，腰痛の病態を考慮せず画一的な方法で介入を行っていることが考えられ，急性腰痛者を病態ごとにサブグループに分類し運動療法を行った場合は，腰痛診療ガイドラインに沿った介入よりも機能や仕事復帰率だけでなく医療コストにおいても効果的である[1]とされています．腰痛を一様にとらえるのではなく，適切に病態分類し，機能評価を行い，その機能不全に対して最適な運動療法を提示することが，運動療法の効果を高める鍵となります．

　ここでは腰痛の運動療法の介入方法について，すべての病態に必要となる基本的な機能獲得のための方法を紹介し，続いてさまざまな病態別にサブグループ化し，各々の病態に対する代表的な方法を紹介します．

1　すべての病態に必要な基本機能（体幹深部筋機能改善）

　関節への負担を減らすためには関節挙動をneutral zone内にとどめることが重要で，そのためには腰椎に付着するローカル筋による機能的安定性が重要です．代表的なローカル筋である，腹横筋と多裂筋を賦活化する運動療法を紹介します．

1　腹横筋の賦活化エクササイズ

draw-in（腹部引き込み運動）（図1，2）

　背臥位で股関節，膝関節屈曲位にて，息を吐きながらお腹を凹ませます（図1A）．グローバ

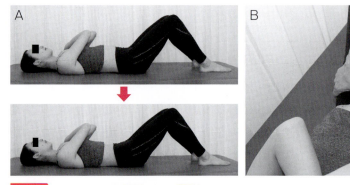

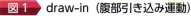
図1　draw-in（腹部引き込み運動）

A：背臥位で下腹部を床に近づけるように凹ませる．この際に肛門を閉めさせ，骨盤を後傾方向に誘導することで腹横筋の収縮が促される．
B：draw-in指導時に上前腸骨棘の内側に母指を押し当て，腹横筋の単独収縮を触知する．内腹斜筋の活動してしまうと浅い部分に収縮を触知するため，より弛緩させるように指導する．

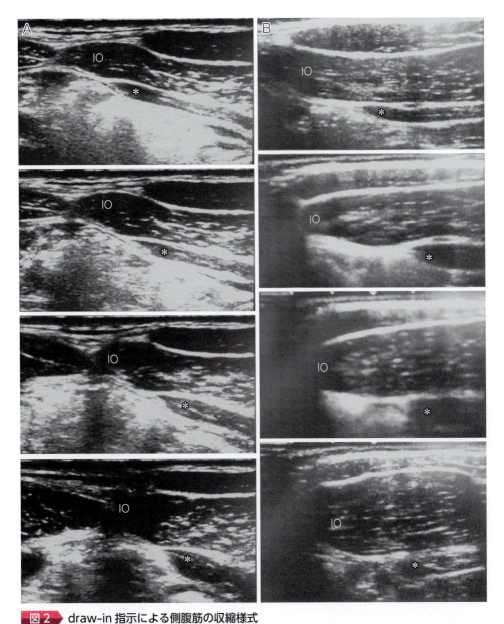

図2 draw-in 指示による側腹筋の収縮様式
A：腹横筋が厚みを増し，先端（＊）が外側に移動している．
B：内腹斜筋（IO）が過剰に収縮し厚みを増している．

ル筋（外腹斜筋，腹直筋）の活動が抑制されていると腹横筋の活動が高まるので，グローバル筋の活動が起こらない程度の軽い力で行うことがポイントです．また骨盤底筋・肛門括約筋と腹横筋は同時収縮するため，肛門を閉めるように，排尿を我慢するように，肛門を引き上げるように，といったことを意識させることで，腹横筋は活動しやすくなります．どうしてもうまくできない人には，徒手的に骨盤を後傾させながら，腹横筋を収縮させることで生じる骨盤後傾運動を徒手的に示しながら，筋活動させることでうまくできるようになります．

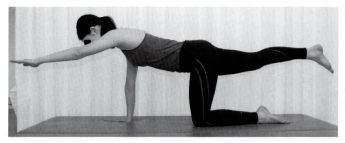

図3 hand-knee上下肢挙上エクササイズ

四つ這い位になり，draw-inによって腹横筋の収縮を意識しながら，両肩と骨盤の位置関係が変わらないように，また骨盤が傾かないように注意しながら上肢と下肢を挙上する．

　また図1Bに示すように，両側の上前腸骨棘の内側に母指を押し当ててdraw-in時の筋収縮を触知すると，奥深いところで腹横筋の収縮を微かに感じることができます．もし内腹斜筋に過活動があると浅部に筋収縮を感じます．その際にはよりリラックスさせて2～3割程度の力加減で収縮させるように指導します．

　もし超音波画像診断装置（エコー）が備わっていれば，患者にエコーの画像を見せながら腹横筋の単独収縮を習得させます．図2にdraw-inをしているときの側腹筋群の収縮を示します．図2Aの被験者の腹横筋の先端部（＊）はdraw-inによって外側へ引き込まれていますが，図2Bではdraw-inの指示によって内腹斜筋（IO）が厚みを増し腹横筋先端部（＊）の動きは大きくありません．このように腹横筋の単独収縮がうまく行えない腰痛者にはこの画像を見せ，フィードバックさせながら腹横筋の単独収縮を指導するとうまくできるようになります．

2　多裂筋の賦活化エクササイズ

hand-knee上下肢挙上エクササイズ（図3）

　hand-kneeの姿勢で上肢を挙上すると同側の腹横筋が，下肢を挙上すると同側の多裂筋の活動が高まります．肩関節の真下に手をつき，股関節の真下に膝をついた四つ這い位になり，draw-inによって腹横筋の収縮を意識しながら，両肩と骨盤の位置関係が変わらないように，また骨盤が傾かないように注意しながら上肢を挙上させます．次いで上肢と反対側の下肢を挙上させます．このとき骨盤が傾かないように注意しながら行うことが重要です．

2　各病態に対する運動療法

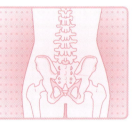

　ここでは各病態に対する運動療法の目的と，そのために用いられる介入方法について紹介します．運動の目的には，①**アライメント改善**，②**可動性改善**，③**安定性改善**，④**モーターコントロール改善**の大きく4つの目的があり，各病態ごとにこの4項目に分けてその必要性の解説と介入方法を紹介します．運動の目的は各病態ごとに共通ですが，実際に用いる介入方法はさまざ

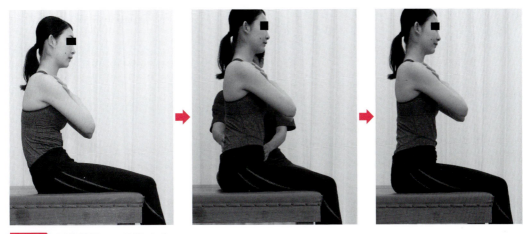

図4 骨盤前傾エクササイズ

座位で骨盤後傾位から骨盤前傾を指導する．骨盤前傾位を保持するために背筋群を過剰に収縮させず，股関節の屈筋群（腸腰筋など）を用いて骨盤の前傾を保持させる．

まで，特にストレッチ方法や筋肉のトレーニング方法は多種多様ですので，用いやすい方法で介入してください．

1 椎間板性腰痛の運動療法

アライメント改善

椎間板性腰痛の発生メカニズムは，骨盤が後傾し腰椎の前弯が減少した状態での荷重負荷の繰り返しがあげられます．そのため骨盤前傾位と腰椎前弯位が求められます．

- **骨盤前傾位の獲得（骨盤前傾エクササイズ，図4）**：立位で骨盤前後傾運動を行わせることはむずかしいので，まずは座位で骨盤後傾位から骨盤を前傾させる練習をします．このとき，骨盤前傾位を保持するために背筋群を過剰に収縮させると，背筋群の疲労により持続できないため股関節の屈筋群（腸腰筋など）を用いて骨盤を前傾保持させます．

可動性改善（ストレッチ）

- **ハムストリングのストレッチ**：骨盤前傾位を取るためにはハムストリングの伸張性が必要です．椎間板性腰痛者は，図5Aのように骨盤後傾，腰椎後弯したハムストリングのストレッチを行いがちですが，これでは椎間板内圧を高めてしまい，椎間板性腰痛リスクを高めてしまいます．図5Bのように，骨盤を前傾させ腰椎を前弯させた肢位でハムストリングのストレッチを行います．

椅座位でのハムストリングのストレッチ（図6）は，生活のなかに取り入れやすい方法です．骨盤前傾，腰椎前弯を維持したまま膝関節を伸展することで，大腿四頭筋の相反神経支配の利用により，ハムストリングのストレッチ効果を高めます．

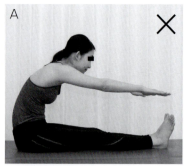 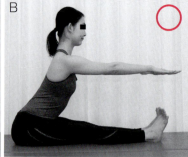

図5 ハムストリングのストレッチ

Bのように，骨盤前傾させ腰椎を前弯させた肢位で身体を前に曲げてハムストリングのストレッチを行う．Aは骨盤が後傾し，腰椎が後弯しており椎間板に負荷が加わる．

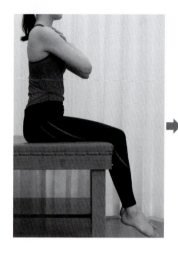 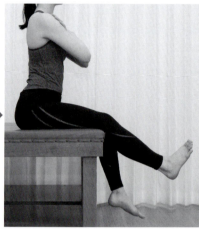

図6 椅座位でのハムストリングのストレッチ

骨盤前傾，腰椎前弯を維持したまま膝関節を伸展し，大腿四頭筋の相反神経支配を利用し，ハムストリングのストレッチ効果を高める．

---

memo　痛みは正しい動作を知るチャンス

骨盤前傾位を保持できていないと，膝を伸展させたときに骨盤が後傾，腰椎が後弯してしまい，椎間板内圧が高まり腰痛を起こします．ストレッチの際に腰痛が出るということは，骨盤前傾位を正しく取れていないことになりますので，骨盤前傾位を保持するための，股関節屈筋群や多裂筋の賦活化運動を十分に行わせます．このように痛みが出ることは骨盤前傾位保持力不足を知らせてくれるアラームの役割を持ちます．痛みがあるときが正しい動作を知るためのチャンスともいえます．

　腰椎前弯位を自然に取るためには，脊柱の伸展可動性が必要となります．胸椎や腰椎の伸展可動性が低下していると，腰椎は後弯位になりやすく椎間板内圧上昇を招きます．このため脊柱全体の可動性を評価し，その伸展可動性獲得のための運動介入を行います．ここでは可動性を評価する方法を紹介します．この評価方法はそのまま運動療法にもなります．

・四つ這い位からの脊椎伸展エクササイズ（図7）：図7Aのように，四つ這いから肩関節を屈曲し，脊椎を伸展させます．脊椎全体の伸展，肩関節屈曲可動性が要求されます．この動作から，可動性の低い脊椎部を評価します．図7Bでは，腰椎が後弯し，脊椎全体の伸展動作が行

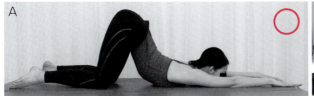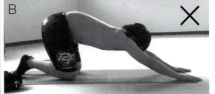

図7 四つ這い位からの脊椎伸展エクササイズ
A：四つ這いから肩関節を屈曲し，脊椎を伸展させる際に脊椎全体の伸展，肩関節屈曲可動性が必要となり，この肢位で可動性の低い脊椎部を評価する．
B：腰椎が後弯し，脊椎全体の伸展動作が行えていない．

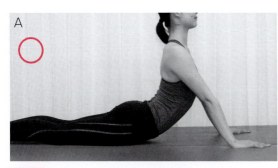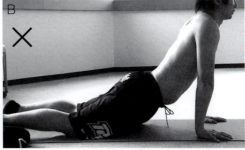

図8 腹臥位での脊椎分節的伸展エクササイズ
腹臥位で，上位胸椎より順に伸展挙動するよう指示し，多裂筋を賦活化させながら脊柱を分節的に伸展させる．胸椎部が筋活動で伸展した後，上肢を使い脊椎全体を伸展させ，その動きを評価する．

えていないので，可動性の低い腰椎を意識して伸展させるように指示します．

- **腹臥位での脊椎分節的伸展エクササイズ**（図8）：腹臥位で，上位胸椎より順に伸展挙動するよう指示し，多裂筋を賦活化させながら脊柱を分節的に伸展させます．胸椎部が筋活動で伸展した後，上肢を使い脊椎全体を伸展させ，その動きを評価します．脊椎全体が弯曲することが正しい動きなのですが（図8A），脊椎全体の可動性が低下している者（図8B）や，特に胸椎部の伸展可動性が低い者を多く認めます．この動作の初期は多裂筋を用いた分節的な胸椎部の伸展動作を要求しているので，単純な伸展可動性だけでなく，脊椎伸展時のモーターコントロールも評価しています．また，この動作そのものが運動療法になります．

　胸椎伸展動作がうまく行えない場合は，胸椎伸展と同時に肩甲骨の下方回旋，内転動作を行う（図9B）ように指導します（図9）．

安定性改善

　体幹安定性は基本的機能として重要です．椎間板性腰痛の場合には，立位で適度な腰椎前弯位を取るための安定性が求められます．

モーターコントロール改善

- **hand-knee 下肢挙上**：多裂筋の活動によって腰椎の分節的伸展力が働き，椎間板内圧を減少

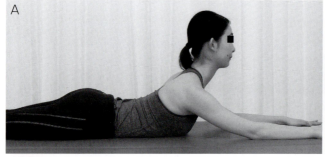
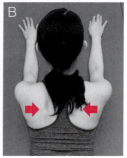

図9 胸椎伸展動作エクササイズ

胸椎伸展動作がうまくできない場合は，胸椎伸展と同時に肩甲骨の下方回旋，内転動作を行うように指導する．

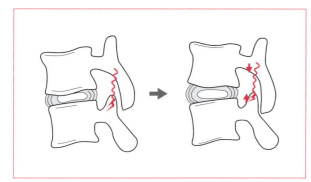

図10 多裂筋活動による腰椎の分節的伸展運動

多裂筋の賦活化によって腰椎の分節的伸展が生じ椎間板内圧を減じる．

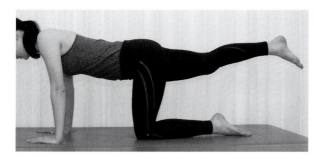

図11 hand-knee 位での下肢挙上

hand-knee 位から下肢を挙上することで多裂筋を賦活化させる．

させる（図10）ため，hand-knee 位から下肢を挙上させるエクササイズによって多裂筋の賦活化介入を行います（図11）．

・**大殿筋賦活化エクササイズ**（図12）：椎間板に負荷が加わる前屈動作などをする際に，腰椎前屈挙動に先立って骨盤が前傾するためには大殿筋の遠心性収縮によるモーターコントロールが必要であり，大殿筋の賦活化が必要になります．適切に大殿筋を賦活化させるためには，腹臥位での股関節伸展を行う際に，腹横筋を収縮させて体幹を安定させ，大殿筋活動によって股関節伸展動作を行うモーターコントロールの指導が必要になります．また中殿筋や大腿筋膜張筋を用いずに，大殿筋を用いた股関節伸展挙動が求められるため，大殿筋が賦活化されやすい

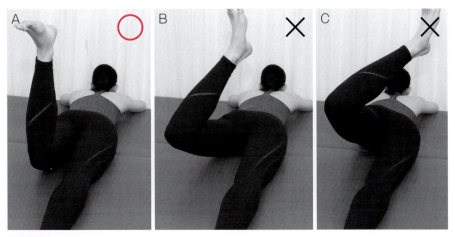

図12 大殿筋賦活化エクササイズ（prone hip extention）
股関節外転筋の活動が強いと股関節は外転位（B），反対側の背筋の活動が強いと骨盤の回旋運動を伴う股関節伸展動作（C）になる．このような異常動作は，股関節伸展可動性が乏しい場合に多く認め，股間伸展可動性の評価も必要となる．

股関節中間位での伸展運動を指導します．その際に膝の間に握りこぶしやボールを挟ませて指導します．

2 伸展型腰痛の運動療法

ここでは椎間関節障害，腰椎椎弓疲労骨折（分離症），棘突起インピンジメント障害などの伸展型腰痛に対する介入方法について紹介します．

アライメント改善

伸展型腰痛の発生メカニズムとして，骨盤が前傾し腰椎の前弯が増強する肢位での運動の繰り返しがあげられます．そのため骨盤後傾と腰椎後弯方向へのアライメントを誘導します．

可動性改善

股関節伸展可動性の制限によって，伸展動作の際に腰椎伸展負荷が大きい伸展動作になるため，股関節伸展挙動を妨げる腸腰筋，大腿直筋や大腿筋膜張筋のストレッチを指導します．

- **腸腰筋のストレッチ**（図13）：ランジの姿勢から骨盤が回旋しないように注意しながら，骨盤を前に押し出して，後ろ脚の股関節を伸展させ，腸腰筋や大腿直筋を伸ばします．骨盤が前足側に回旋してしまうと効果が減るので，伸ばす側の骨盤を前に押し出すようにします．また，腰椎を伸展強制すると腰痛を誘発するので，上体を前にかがめながら行わせます．
- **大腿直筋のストレッチ**（図14）：立位にて片脚立位を取り，挙上した足先を持ち，股関節を伸展させます．このとき，股関節の外転や腰椎の伸展動作が起こらないように注意します．伸展した側の膝が，軸足の膝よりも後方にいくように指示すると効果が上がります．
- **大腿筋膜張筋のストレッチ**（図15）：背臥位で両手を側方に広げて，片脚を膝伸展位で股関節90°まで挙上させ，挙上した下肢を対側に倒して大腿筋膜張筋をストレッチします．

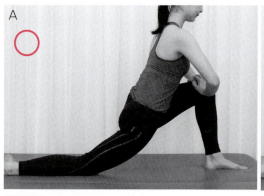
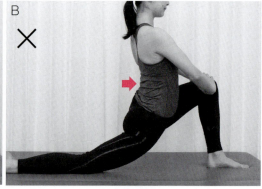

図13 腸腰筋のストレッチ

ランジの姿勢から骨盤が回旋しないように注意しながら,骨盤を前に押し出し,後ろ脚の股関節を伸展させ,腸腰筋や大腿直筋を伸ばす.
骨盤が前足側に回旋してしまうと効果が減るので,伸ばす側の骨盤を前に押し出すようにする.
Bのように腰椎を伸展強制すると腰痛を誘発するため,Aのように上体を前にかがめながら行わせる.

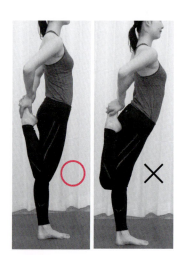
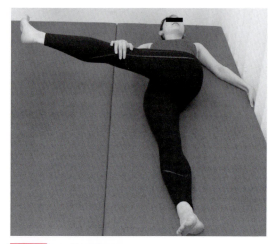

図14 大腿直筋のストレッチ

立位にて片脚立位を取り,挙上した足先を持ち,股関節を伸展させる.股関節の外転や腰椎の伸展動作が起こらないように注意する.

図15 大腿筋膜張筋のストレッチ

背臥位で両手を側方に広げ,片脚を膝伸展位で股関節90°まで挙上させ,挙上した下肢を対側に倒す.

安定性改善

体幹安定性は基本機能として重要です.伸展型腰痛の場合は腹筋群を賦活化し,下位腰椎の伸展挙動を制動することが重要です.

モーターコントロール改善

背筋群優位で運動を行うと腰椎伸展負荷が強くなるため,腹筋群を賦活化し,背筋群の活動を低下させます.

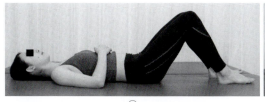
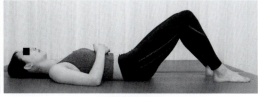
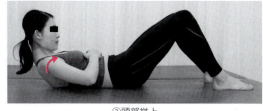
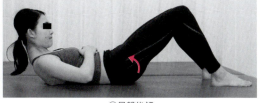

① ② draw-in ③頭部挙上 ④骨盤後傾

図16 腹筋エクササイズ

まずdraw-in（②）し，頭部挙上（③），骨盤後傾（④）を行う．
④を10秒保持した後，④→③→②と徐々に戻り，腹筋群の遠心性収縮を促す．

・**腹筋エクササイズ**（図16）：背臥位にてdraw-in（図16②）し腰椎後弯位を保持しながら頭部を持ち上げ，上部腹筋群を活動させます（図16③）．次いで骨盤を持ち上げて下部腹筋を活動させます（図16④）．その肢位を10秒程度維持した後にゆっくりと頭部と骨盤を降ろさせ，腹筋の遠心性収縮を行わせます．

　また歩行，ランニングなどの下肢を後方に振る動作の際に，背筋群の活動による骨盤前傾運動を用いて動作を行うことの繰り返しで腰部障害を惹起します．このため伸展型腰痛においても，大殿筋の賦活化による股関節単独伸展挙動を指導することが骨盤前傾運動を抑制します．大殿筋の賦活化方法については図12を参照してください．

3 仙腸関節障害の運動療法

　仙腸関節障害には仙骨の前傾運動（ニューテーション）負荷が疼痛を誘発する場合と，後傾運動（カウンターニューテーション）負荷が誘発する場合と，その両者で誘発される場合（不安定）の3タイプに分類され，そのタイプごとに介入方法は異なることに注意が必要になります．

アライメント改善

　立位の際には，上半身の重心位置が仙腸関節への負荷と関連します．仙腸関節より前方に上半身の重心がある場合は仙骨が前傾する方向（ニューテーション方向）へ回転モーメントが生じ，後方にある場合は仙骨が後傾する方向（カウンターニューテーション方向）へ回転モーメントが生じます．これらの負荷が生じない立位姿勢を取ることが求められます．

　座位の場合，尾骨や仙骨に荷重が加わるとカウンターニューテーション方向への負荷が生じます．このため，仙尾骨に負荷をかけないように坐骨部で荷重する座位姿勢が求められます．

- **仙腸関節の位置異常の評価**（図17）：仙腸関節の位置異常による周辺靱帯への負荷を減らすために，位置異常の評価を行います．検者の両母指を患者の上後腸骨棘に当て，示指を上前腸骨棘に当て，腸骨の回旋の差を評価します．右の上後腸骨棘が左よりも上にあれば右の腸骨が前傾していると評価し，右の仙腸関節に症状がある場合には仙骨は腸骨に対して相対的に後傾していると評価し，その位置異常を修正させます．
- **仙腸関節の位置異常の修正エクササイズ**（図18）：修正の概念は，疼痛側の仙腸関節アライメントを無症状側のアライメントに近づけることです．カウンターニューテーション型の障害で腸骨を後方回旋に誘導したい場合には，端座位にて，検者による徒手抵抗下で，膝伸展位での下肢挙上運動を行わせることで仙腸関節において腸骨前方回旋の負荷が加わり，患者はその負荷に抗するようにハムストリングなどの腸骨後方回旋筋群を活動させることになり，その抗力によって腸骨を後方回旋方向に誘導します（図18A）．逆にニューテーション型の障害の場合には，腹臥位にて，徒手抵抗下に膝関節の屈曲運動を行わせることで大腿直筋の活動によって腸骨は前方回旋方向に誘導されます（図18B）．これらの介入によって，仙腸関節のアライメントが改善されたか否か，疼痛が軽減したか否かによって効果を評価します．たとえアライメントが修正されても，すぐに位置異常が再発することが多いため，その位置を維持するための安定性の獲得が必要になります．

可動性改善

- **股関節可動域拡大**：股関節の可動性を超えて腸骨への負荷が加わることで，仙腸関節障害を誘発します．ニューテーション型の障害では，ハムストリングの牽引力で腸骨に後方回旋方向への負荷が加わると疼痛が誘発されるため，ハムストリングのストレッチ（図5）を指導します．逆にカウンターニューテーション型の場合は，股関節前面筋のストレッチ（図13～15）を指導します．

　また股関節の回旋可動性が低い場合には，体幹回旋時に仙腸関節への負荷は増加します．体幹を右回旋した際に右股関節の内旋可動性が低い場合には，右の仙腸関節の圧縮応力が増加するアウトフレア方向（骨盤前方が広がる）への負荷が増大し，左股関節の外旋可動性が低い場合には，仙腸関節が広がる方向に応力が増大するインフレア方向（骨盤前方が狭くなる）への負荷が増大します．このため，特に体幹回旋時に仙腸関節部に疼痛が出現する場合は，股関節の回旋可動性の確保も重要となります．

安定性改善

- **腹横筋の単独収縮指導**（draw-in）：不安定性が原因で仙腸関節障害が生じている場合や仙腸関節の位置異常を修正した後は，仙腸関節を安定させる筋である腹横筋の収縮を指導します（図1，2）．腹横筋の収縮を理解させ，日常生活で疼痛が誘発される動作を行う際にはdraw-inを行うように指示をします．腹横筋と骨盤底筋はシナジー関係であるとされており，draw-inによって仙腸関節を安定させる作用を持つ骨盤底筋も賦活化していると考えられます．
- **大殿筋賦活化エクササイズ**（図12，19）：大殿筋の筋線維は仙腸関節をまたぎ，下部内側線維は仙結節靱帯にも付着していることから，その収縮は仙腸関節を安定化させます．大殿筋の

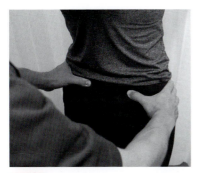

図17 仙腸関節アライメント評価

母指で左右の上後腸骨棘，示指で上前腸骨棘（届かない場合はずらして）を触り，仙腸関節アライメントの評価をする．右の上後腸骨棘が左よりも上にあれば右の腸骨が前傾していると評価し，右の仙腸関節に症状がある場合には仙骨は腸骨に対して相対的に後傾していると評価する．

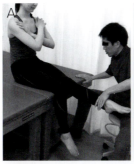
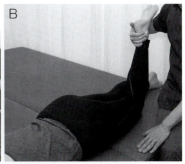

図18 仙腸関節の位置異常の修正エクササイズ

A：カウンターニューテーション型障害で腸骨を後方回旋に誘導する場合．端座位にて，検者による徒手抵抗下で，膝伸展位での下肢挙上運動を行わせる．仙腸関節において腸骨前方回旋の負荷が加わり，患者はその負荷に抗するようにハムストリングなどの腸骨後方回旋筋群を活動させることになり，その抗力によって腸骨を後方回旋方向に誘導する．
B：ニューテーション型の障害の場合．腹臥位にて，徒手抵抗下に膝関節の屈曲運動を行わせ，大腿直筋の活動によって腸骨は前方回旋方向に誘導される．

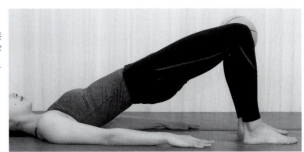

図19 ブリッジエクササイズ

バックブリッジ姿勢にて，draw-in しながら，膝の間にボールなどを挟んで股関節内転筋を使いながら行うことで大殿筋下部内側線維の収縮が促される．

下部内側線維の賦活化を目的とした股関節伸展エクササイズを行います（図12）．このエクササイズにより大殿筋の収縮感覚を理解させ，次いでより荷重位に近いブリッジ動作で大殿筋下部内側線維を意識したエクササイズを指導します．バックブリッジ姿勢にて，draw-in しながら，膝の間にボールなどを挟んで股関節内転筋を使いながら行うと，大殿筋下部内側線維の収縮が促されます．

モーターコントロール改善

体幹浅層筋である腹斜筋群は腸骨前方に付着しているため，その過活動は仙腸関節への負荷となり疼痛を誘発します．そのため腹横筋などの体幹深部筋を賦活化させ，腹斜筋群の過活動を是正するモーターコントロールが求められます．

4 筋性腰痛の運動療法

筋筋膜性腰痛や筋付着部障害に対する運動療法の基本は，筋・筋膜・付着部への負担を増すことになる筋の過緊張，過度の遠心性収縮，筋間の滑走性不全を改善することにあり，以下の対処

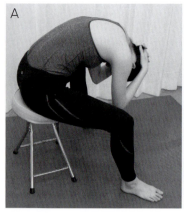 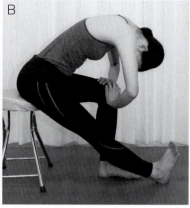

図20 筋筋膜のストレッチ
A：主に背筋群のストレッチ．
B：下腿後面から背筋群にかけてのストレッチ．

を行います．

アライメント改善

　筋緊張には生活習慣や支持面の状況，固有感覚制御などの受容器からの情報が影響を与えます．このため，患者特有の姿勢が筋性腰痛に影響を及ぼしている可能性があるため，姿勢を評価し，姿勢と筋緊張に関連性があると判断した場合には，筋緊張が減るアライメントを指導します．

可動性改善

- **筋筋膜のストレッチ**（図20）：筋間や筋膜とほかの組織との滑走性障害は筋筋膜性腰痛の原因となります．このため滑走障害が強い場合は，何らかの徒手的介入が必要になりますが，軽度のものにはストレッチで対応します．ここでは背部の筋筋膜のストレッチと背部から大腿後面にかけてのストレッチを紹介します．

安定性改善

　基本的な安定性が保たれていないと，背筋群の活動は高くなります．このため前述した体幹深部筋のエクササイズを行います（図1〜3）．

モーターコントロール改善

　身体の伸展動作を行う際の背筋群の過活動を減少させるためには，大殿筋やハムストリングなどのほかの筋群の活動を増す必要があります．このため，大殿筋（図12）や腹筋群（図16）の賦活化エクササイズを指導します．

5 腰部脊柱管狭窄の運動療法

　椎間関節の変形性変化，黄色靱帯の肥厚，椎間板の膨隆によって脊柱管が狭窄し，腰椎伸展による症状の増悪や，間欠性跛行を呈している方に有用な介入を紹介します．

図21 腰椎後弯エクササイズ

背臥位で両手で膝を抱えるエクササイズ．頭部を挙上することで，脊椎全体の後弯と腹筋群の賦活化を図る．

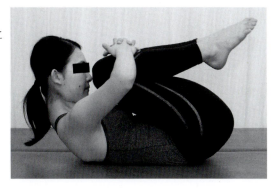

アライメント改善

脊柱管を拡大させるためには骨盤を後傾させ，腰椎を後弯させた姿勢が求められます．そのため骨盤の後傾作用を持つ腹横筋を賦活化させた姿勢保持を指導します．

可動性改善

・**腰椎後弯エクササイズ**（図21）：腰椎後弯可動性を獲得するために，前述した背筋群のストレッチ（図20）に加え，背臥位で両手で膝を抱えるエクササイズを指導します．頭部を挙上することで，脊椎全体の後弯と腹筋群の賦活化にもなります．

・**股関節伸展エクササイズ**：股関節の伸展可動性が制限されると，歩行などで股関節伸展動作をするたびに骨盤前傾方向に力が加わり，脊柱管を狭くします．このため，股関節伸展可動性を獲得するエクササイズを指導します（図13）．その際，腰椎が反らないように行うことが重要なのは伸展型腰痛と同様です．

安定性改善

腰椎の後弯位を保持するためには体幹深部筋，特に腹横筋の活動が必要となりますので，基本的な体幹深部筋エクササイズ（図1～3）を指導します．

モーターコントロール改善

・**四つ這い−正座エクササイズ**（図22）：腰椎の後弯可動性を改善した後に，骨盤を後傾させ，腰椎が後弯した位置の感覚を身につけるために，四つ這い位から正座させていくエクササイズを指導します．開始肢位は四つ這い位で，できるかぎり腰椎を後弯させながら骨盤を後傾させ，腰椎後弯・骨盤後傾位を保ったまま膝を曲げていき，正座させます．

図22 四つ這い–正座エクササイズ

①四つ這いの姿勢から，②骨盤を後傾させ，腰椎を後弯させ，③正座姿勢へ膝を曲げさせていく．

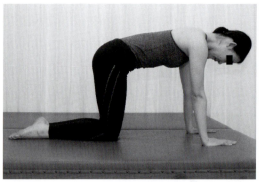

①

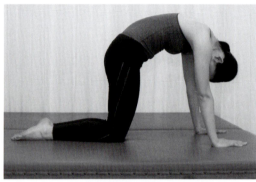

②骨盤後傾，腰椎後弯

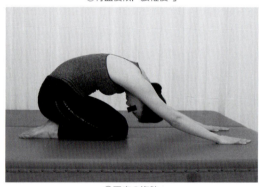

③正座の姿勢

●文献

1) Schwarzer AC, et al：The sacroiliac joint in chronic low back pain. Spine 20：31-37, 1995
2) 村上栄一：仙腸関節由来の腰痛. 日腰痛会誌，13：40-47, 2007

VI 日常生活での注意点を指導しよう！
―腰痛の慢性化の予防―

　これまで述べてきた腰痛は，障害組織への負荷が継続する限り完治することはなく，持続してしまい，3カ月を過ぎると慢性腰痛と評価されてしまいます．**腰痛を慢性化させないためには障害組織への負荷を減らすための身体機能改善が最も重要ですが，腰痛者それぞれの生活様式が障害部位に負荷を加え続け，慢性化させている場合があります**．また腰痛が継続すると**心理的な因子**もかかわる，より複雑な病態となり難治性となってしまいます．

　ここでは，腰痛を慢性化させないための日常生活での注意点と，心理的因子に対する注意点を紹介します．

1 前屈動作の注意点

　前屈動作によって腰痛が生じる場合〔Ⅳ章図6，7（p75），Ⅰ章図1（p3）〕には，前屈動作時の腰椎屈曲挙動を減らす必要があり，骨盤の前傾挙動が重要になります．もしハムストリングの伸張性低下により骨盤の前傾が不十分な前屈動作を行うと，下位腰椎の前屈が増強されます．このような場合にはハムストリングのストレッチを行うことが必要ですが，すぐに改善するとは限りません．そのため骨盤前傾挙動が低下している前屈型腰痛の患者には，**前屈動作の際に，膝を曲げてハムストリングを緩めて骨盤の前傾挙動を行わせる**動作を指導します．以下に前屈型腰痛に対する日常生活での注意点をあげます．このような注意のみで腰椎への負荷が減少し，腰痛が改善することもありますのでしっかり指導してください．

前屈時

　例えば顔を洗うときには膝と股関節を曲げて骨盤前傾を保つような工夫を指導しましょう（図1A）．片足を台の上に乗せても，膝，股関節が曲がり同様の効果があります（図1B）．また床にあるものを拾う際には，腰部を屈曲させずに股関節や膝を曲げて行うことを指導しましょう（図2）．前屈時に骨盤の前傾運動に先立って腰椎の前屈挙動を起こす誤った動作を繰り返すことによっても椎間板への負荷は増します．このため**前屈挙動時には骨盤前傾運動が先に起こるようなモーターコントロール指導**を行います．

座位持続時

　椅子に浅く腰かけて，背もたれに寄りかかると骨盤は後傾し，腰椎は後弯し，椎間板内圧が高まります（図3）．椎間板性腰痛の患者で症状が重い人は診察時に椅子に座らずに立って診察を受けることがあります．また，仙腸関節障害の患者も骨盤後傾で仙骨に荷重がかかると仙骨が後傾強制されるために，仙腸関節に負荷を生じるため，座位になることを好みません．このため**椅子に深く腰かけ，背もたれは使わず，骨盤を前傾させる**ように注意しましょう．乗用車の椅子は骨盤後傾しやすいので腰部にクッションを入れて骨盤前傾を促します．

2 伸展動作の注意点

　胸椎，胸郭，上位腰椎，股関節の伸展可動性制限，腹筋群の機能低下によって下位腰椎の局所的伸展挙動が生じ，これを繰り返すことによって椎間関節障害や椎弓疲労骨折（分離症），棘突起インピンジメント障害を引き起こします〔Ⅳ章図6，7（p75），Ⅰ章図2（p4）〕．これらの病態の患者には，日常動作時に腰椎伸展挙動を生じないように以下の点に注意してもらいます．

立位持続時

　台所仕事や作業などで立位を取り続ける際に腰痛が誘発される場合には，**台の上に片脚をのせ，膝と股関節を屈曲させ，腸腰筋や大腿直筋を緩めて，骨盤を後傾させることで腰椎の前弯が減少し，腰痛が生じにくくなります．**

図1　洗顔時の姿勢指導

A：膝・股関節を曲げて骨盤前傾位を保っている．
B：右脚を台の上に置くことにより，膝・股関節が曲がり結果として骨盤が前傾している．

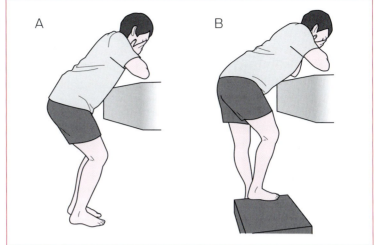

図2　物を拾うときの動作指導

A：膝を伸ばして拾うと腰部の屈曲が強くなり，椎間板内圧が上昇し，痛みを誘発しやすい．
B：膝，股関節を曲げて拾うことにより，骨盤が前傾し腰部が曲がりづらくなる．

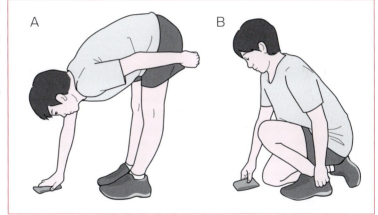

図3　座位姿勢の指導

A：骨盤後傾，腰椎が後弯し，椎間板や仙腸関節に負荷を生じやすい．
B：骨盤前傾，腰椎前弯を保った良姿勢．

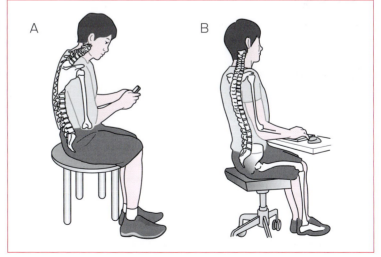

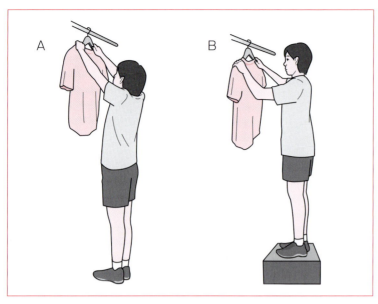

図4 頭上作業時の動作指導
A：肩関節屈曲角度が大きくなると腰部が伸展しやすい．
B：台の上に立ったり，高さを低くすることで肩関節屈曲角度が少なくなり，腰部伸展が起こりにくくなる．

伸展時

　日常生活で洗濯物を干す際など，頭上での作業を行う際には，腰椎の伸展動作が生じ伸展型腰痛が誘発されます．また肩関節の屈曲可動域が低下し，挙上制限があると，同じ高さに手を上げるためには腰椎の伸展挙動が必要となり，腰痛を誘発するため，肩関節の可動域を高める介入も必要となります．このような場合には，作業時に**台の上に立ったり，作業する高さを低くする**などの工夫を指導します（図4）．

　また作業時に腹横筋を収縮させ体幹を安定させることで局所的な腰椎伸展を抑制できますので，**上肢を挙上する前に draw-in を意識させるモーターコントロール指導**を行います．

臥床睡眠時

　柔らかい寝具を用いて背臥位になると骨盤が沈み込み，腰椎が伸展矯正されるため伸展型腰痛は増強します．このような場合には**膝の下にクッションを入れて股関節を屈曲させ，骨盤を後傾させて腰椎前弯を減少させたり，横向けで寝る**ことを勧めます．また**寝具を固めのものや高反発性のものに変える**ことも勧めます．

3　長時間の同姿勢の注意点

　長時間の同姿勢では，同じ場所に負荷が加わり，腰痛の原因になります．例えば，長時間，座位で仕事をしている人は，1時間に1回は歩くなど，できる限り同姿勢でいない工夫が必要です．昇降可能なスタンディングデスクを取り入れ，立位でも座位でも仕事ができるような環境づくりも大切です．

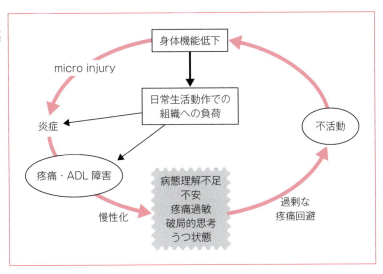

図5 中枢性感作による腰痛の難治化の悪循環（Ⅱ章図1, p28参照）

4 心理的因子への注意点

　疼痛は主観的で情緒的な反応です．同じ侵害受容器からの刺激を，"ささいなこと"ととらえるか，"受け入れがたいこと"ととらえるかは受け手の置かれている状態・状況によって大きく変わります．もし自分の感じている腰痛が，家族や職場の同僚，社会に認めてもらえないばかりか，医療者からも「X線ではどこも悪くないですね…」とか「原因不明ですね…」と言われ，適切な対処方法を示されず，病態の理解もないまま痛みが繰り返されていると，腰痛が慢性化するばかりか，中枢性感作と呼ばれる難治性の病態に変わっていってしまいます．

　何らかの痛み刺激が続いた後に再刺激に反応しやすい，過敏な状態にあることを"感作"といいます．痛み刺激が持続すると身体にはさまざまな変化が起こります．まず侵害受容ニューロンの感受性は亢進し，脊髄後角におけるシナプス伝導効率が変化し，後角ニューロンの反応性の増大，受容野の拡大が起こり，痛覚過敏や通常では痛みを引き起こさない刺激によって痛みが生じます（アロディニア）．また，これらの変化や長期の痛み刺激により脳の一部（前頭葉）が過剰に活性化されたり抑制されたりし，疼痛抑制系の機能低下や情動的変化が起こります[1]．これらは中枢性感作と呼ばれます（図5）．

　中枢性感作が生じると，これまでの腰痛が受け入れられなくなり，「いつまで続くのか」，「このまま人生がだめになっていってしまうのではないか…」といった**不安や破局的な思考を持つようになり，うつ状態へと陥ってしまいます**．さらにこのような思考においては**疼痛を避けるために過剰な回避行動を取り，不活動となり，その結果として身体機能はさらに低下し，日常生活での組織への負荷は増し，疼痛が生じやすくなる**…という負の連鎖を形成し，難治性となってしまいます．

中枢性感作への対応

　中枢性感作が生じた難治性の病態に対しては，認知行動療法が有効であるとされています．そ

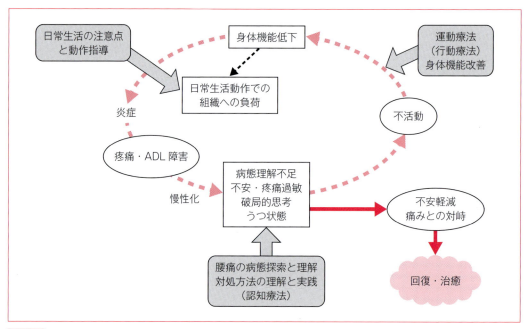

図6 慢性腰痛に対する認知行動療法

の2つの柱は，疼痛の教育（認知）と運動（行動）です（図6）．

- **認知療法**：疼痛の教育は不安や恐怖の軽減を目的としています．このとき，自分に生じている腰痛が特別な病気ではないことを少しでも理解してもらうことが重要です．そのためにはⅠ章で紹介した腰痛の病態を探るための丁寧で詳細な診察による病態探索が必要です．このような**医療者の態度や行動は患者の不安や不信を軽減することにも効果があります**．また何らかの介入によって腰痛が軽減することを経験することで，今後の介入によって腰痛が軽減していくことを理解させ，介入方法を実践していく動機形成にも役立ちます．
- **行動療法**：身体機能を改善させるためには運動療法が必要ですが，あくまでも段階的に，痛みが出ない範囲で，散歩や水泳などの全身の身体活動性を向上させる運動を指導します．医療者は患者の腰痛を改善させようと焦ってしまいがちですが，段階的に自動運動の負荷量を向上させて継続的に運動を行わせることがポイントです．

これらの介入によって**動作時の腰痛が軽減し，不安感が軽減していくことで自分の腰痛と対峙することができるようになり，悪循環が解消されれば治癒に向かうことが期待されます．**

> **memo** 整形外科医のプロフェッショナリズム
>
> 痛みの悪循環を形成するきっかけに医療者の態度や言葉があります．患者の痛みの原因を真摯に追求せず，画像所見がないことで原因不明と伝えることは，患者の不安感を招きます．私の外来に来る腰痛者のなかには，「前の病院では先生に触ってもらえず，X線でどこも悪くないと言われた…」という方がいます．画像で見えない腰痛の病態を追求することも運動器の専門家である整形外科医の職務です．職務を放棄されたことで，慢性化，難治化してしまった腰痛者に対して，「あなたの腰痛は心の病だから…」と言って，抗不安薬で対処する構図は破滅的です．整形外科医のプロフェッショナリズムが取り戻されることを期待されます．

● 文献

1) Ji RR, et al：Central sensitization and LTP：do pain and memory share similar mechanisms? Trends Neurosci 26：696-705, 2003

VII エビデンスに則った対処をしよう！
―さまざまな腰痛治療方法の有効性―

腰痛診療ガイドライン2012が示すエビデンスを解説します．

腰痛に対するさまざまな対処方法について，日本整形外科学会と日本腰痛学会が作成した「腰痛診療ガイドライン2012」[1]が示す推奨レベルを提示して以下に解説します．

推奨レベルは，グレードA：強い根拠に基づき推奨される治療方法，グレードB：中等度の根拠に基づき行うよう推奨される，グレードC：弱い根拠によって行うことを考慮されてもよい，グレードD：否定する根拠があり推奨しない，グレードI：エビデンスが存在しない，に分けられます．

ただし，これまで述べてきたように，腰痛にはさまざまな病態と程度があるため，本来であれば腰痛を分類して，"この病態のこのステージにはこの方法が適している"，といった最適な対処方法が示されるべきですが，そのような精緻な分類に基づいた，質の高い研究はこれまで行われてきていません．そのため，**ここに提示する推奨レベルには実際の治療経験と一致しないものも存在しますが**，研究の限界と理解して日常診療の参考にしてください．

1 安静加療

安静加療（グレードD）

動作時の腰痛が強く，動くことができないときには安静が必要となりますが，疼痛がひどくならない範囲で活動的に生活することが勧められます．**過度な安静は身体機能を低下させ慢性化にもつながります．**

2 薬物療法

消炎鎮痛薬（グレードA）

急性腰痛，慢性腰痛のいずれに対しても非ステロイド性抗炎症薬（NSAIDs）やアセトアミノフェンは推奨されます．Ⅵ章図5（p103）に示すように，障害組織への負荷が繰り返されることで炎症が生じ，腰痛発症や慢性化につながりますので，炎症を抑える消炎鎮痛薬は有効です．ただし，あくまでも現在の炎症を鎮める効果だけですので，障害組織への負荷を減らす方策を指導することが重要です．

筋弛緩薬（グレードI）

その発生メカニズムから筋筋膜性の腰痛に対しては効果が期待できると考えられますが，エビデンスは示されていません．

抗うつ薬（グレードB）

近年，選択的セロトニン再取り込み阻害薬（SSRI）が慢性腰痛に対して用いられ，効果が検証されています．Ⅵ章図5（p103）に示すように，慢性腰痛の悪循環形成にはうつ状態も関係するため，その改善に効果を示すと考えられます．しかしⅥ章で述べたように，腰痛者の病態理解を深めることで不安を解消していくことがより重要です．

オピオイド(グレードA)

　弱オピオイドは消炎鎮痛薬で効果が得にくい腰痛に対して有効であるというエビデンスが得られていますが，嘔気，頭痛，眠気，便秘，口渇などの副作用があります．またオピオイドは腰痛の原因となる障害部位へ作用することはなく，中枢神経に作用する鎮痛薬であるため，いわば"火事が起こっている建物の非常ベルをオフにする"作用といえます．根本的な原因を解決することが必要であることはいうまでもありません．

3 物理療法

温熱療法(グレードB)

　急性期や亜急性期の腰痛に対する温熱療法は，短期間の疼痛緩和効果があると報告されています[2]が，慢性腰痛に対する効果や寒冷療法のエビデンスはありません．腰痛者からよく聞かれる，「温めたほうがよいのか？　冷やしたほうがよいのか？」に対する明確な答えはありませんが，筋性腰痛で炎症を有するところは冷やし，筋硬結に対しては温めるように指導すればよいと考えます．

牽引療法(グレードI)

　腰痛に対して牽引療法は効果がないという質の高いエビデンスがありますが，坐骨神経症状には一定の見解が得られていません．しかし腰痛者や坐骨神経症状に対する疼痛軽減，機能，仕事復帰に与える効果は少ないかほとんどなく，なかには症状が悪化したと否定的な報告[3]もあるため推奨される治療法ではありません．

4 腰椎コルセット

腰椎コルセット(グレードB)

　短期間の装着により疼痛軽減に効果的[4]であり，2〜4週間の装着では可動性に変化はなく，背筋持久力は改善したと報告されています[4,5]．このことから，疼痛の強い時期に一時的に用いることは有効です．

5 運動療法

急性腰痛(グレードB)

　発症から4週以内の急性期の腰痛に対しては運動療法の有効性は少ないため，消炎鎮痛薬などによる抗炎症治療を優先させます．しかし腰椎椎間板性腰痛の場合にはMcKenzie法と呼ばれる腰椎伸展強制動作によって，椎間板内圧の減少が図れ，症状が軽減するとされています．腰痛の病態や症状に即した介入方法は推奨されると考えます．

慢性腰痛（グレードA）

　慢性腰痛に対する運動療法の効果を否定する論文はなく，強く推奨される治療方法とされています．しかし腰痛の病態や程度に即した介入プログラムを用いた研究は行われておらず，本書で紹介した運動処方の効果の証明は今後の研究に待たれます．

6 代替療法

鍼治療（グレードB）

　筋筋膜性腰痛に対する鍼治療は，即時的効果があると報告[6]され，腰痛診療ガイドライン2012[1]でも一定の効果が示されています．おそらく筋筋膜性腰痛に対しては筋弛緩作用などによって疼痛を軽減させる効果があると考えられます．

マッサージ（グレードI）

　急性期の腰痛者に対する短期間の疼痛軽減には効果はありますが，亜急性期や慢性期には効果は持続しないと報告[7]されています．筋筋膜性腰痛に対しては，筋弛緩作用を有してある程度の効果を有すると考えられます．

徒手療法（グレードB）

　徒手的介入方法にはさまざまな手法があるためその効果を検証することは困難ですが，その短期的治療効果は報告されています．腰痛の病態に即した徒手療法が普及することでよりその効果は明らかにされていくと考えます．

7 神経ブロック・注射療法

椎間関節ブロック（グレードC）

　ブロック注射について，椎間関節注射は疼痛軽減に有効であるとされていますが，高いエビデンスは得られていません．これまで述べたように，身体所見や圧痛部位から椎間関節障害を疑い，その評価としてブロック注射を行い，改善効果を認めることで椎間関節障害性腰痛と評価された腰痛者に対しては，椎間関節ブロックが有効であることは明らかです．しかし，その効果を持続させるためには負荷軽減のための身体機能改善が必要となるため，ブロック注射単独で長期の治療効果は期待できません．

8 脊椎固定手術

脊椎固定手術（グレードB）

　腰痛の原因となる障害分節を固定すれば，同部位由来の疼痛は消失するはずであり，そのことを目的に固定手術が行われています．しかし，「慢性腰痛に対する手術加療は，体系化されていない保存療法よりは効果だが，体系化された認知行動療法よりも効果があるとはいえない」とさ

れています．このことは手術が必ずしも的確な病態把握のもとに行われていないことを示します．腰痛の病態解明は手術加療の術後成績を高めるうえでも必須であるといえます．

● 文献

1) 日本整形外科学会診療ガイドライン委員会 / 腰痛診療ガイドライン策定委員会編：腰痛診療ガイドライン 2012，南江堂，東京，2012（https://minds.jcqhc.or.jp/n/med/4/med0021/G0000533/0001）
2) French S D, et al：Superficial heat or cold for low back pain. Cochrane Database Syst Rev (1)：CD004750, 2006
3) Wegner I, et al：Traction for low-back pain with or without sciatica. Cochrane Database Syst Rev (8)：CD003010, 2013
4) Sato N, et al：Effects of long-term corset wearing on chronic low back pain. Fukushima J Med Sci 58：60-65, 2012
5) Kawchuk G N, et al：A non-randomized clinical trial to assess the impact of nonrigid, inelastic corsets on spine function in low back pain participants and asymptomatic controls. Spine J 15：2222-2227, 2015
6) Xiang Y, et al：Appropriateness of sham or placebo acupuncture for randomized controlled trials of acupuncture for nonspecific low back pain：a systematic review and meta-analysis. Pain Res 11：83-94, 2017
7) Furlan A D, et al：Massage for low-back pain. Cochrane Database Syst Rev (9)：CD001929, 2015

索引

欧文

active SLR テスト……………………50, 51
Baastrup 病……………………………62
delayed onset muscle soreness………57
DOMS……………………………………57
draw-in………………………84, 85, 86, 93, 94
elastic zone……………………………37, 38, 72
enthesopathy…………………………58
FAI………………………………………79
femoral nerve stretching test………6
femoroacetabular impingement………79
Gäenslen テスト………………………50, 51
hand-knee……………………………86, 89, 90
　　──上下肢挙上エクササイズ……86
high intensity zone…………………14
HIZ………………………………………14
hydro-release…………………………57
Kemp テスト……………………………4, 66
micro injury……………………………28
MPS………………………………………56
MRI 所見…………………………………12
musculofascial corset-like system……73
MWM……………………………………25
myofascial pain syndrome……………53, 56
neutral zone……………………37, 38, 72, 84
one finger test…………………………50
one unit theory………………………72, 73
P4 テスト………………………………50, 51
Patrick テスト…………………………50, 51
prone hip extension…………………59, 91
　　── test……………………………7, 61
SLR テスト………………………………8
straight leg raising test………………8
thoracolumbar composite……………54
TLC………………………………………54

X 線所見…………………………………12

あ

アウトフレア……………………………94
アスレティックリハビリテーション……79
圧痛点……………………………………5
安静加療…………………………………108
インフレア………………………………94
運動器障害のステージ分類……………29
運動療法………………………………86, 109
エビデンス………………………………108
炎症………………………………………28
横突起骨折………………………………60
オピオイド………………………………109
温熱療法…………………………………109

か

カウンターニューテーション……………93, 94
　　──型…………………………………20
　　──挙動………………………………45
下肢伸展挙上テスト……………………8
画像検査…………………………………12
肩こり……………………………………56
滑走性障害……………………………22, 52
加齢性変化………………………………31
ぎっくり腰………………………………40
機能的安定性……………………………36
機能的腰部障害…………………………38
胸椎伸展動作……………………………90
胸腰腱膜複合体…………………………54
棘突起インピンジメント障害…………62
棘突起間ブロック注射…………………18
筋筋膜アプローチ………………………20
筋筋膜コルセットシステム……………73
筋筋膜障害………………………………15
筋筋膜性疼痛……………………………56

筋筋膜のストレッチ	96	頭上作業	102
筋弛緩薬	108	ステージ分類	33
筋性腰痛	52, 95	スポーツ活動	77
筋付着部障害	58, 79	脊柱管狭窄	14
筋付着部ブロック	17	脊柱管狭窄症	68
グローバル筋	72, 85	脊柱所見	3
牽引療法	109	脊椎固定手術	110
抗うつ薬	108	脊椎伸展エクササイズ	88, 89
硬結	56	脊椎の変形性変化	32
構造的安定性	36	脊椎分節的伸展エクササイズ	89
行動療法	104	洗顔時の姿勢指導	101
絞扼型神経根障害	66	前屈動作	100
股関節運動不全	76	浅層筋群	72
股関節可動域拡大	94	仙腸関節障害	15, 79
股関節伸展エクササイズ	97	仙腸関節制動操作	20
骨棘	68	仙腸関節性腰痛	45
骨盤後傾化	69, 87	仙腸関節ブロック	17
骨盤前傾エクササイズ	87	専門医への紹介	5
骨盤輪の不安定性	52		
骨盤輪不安定症候群	79, 80	**た**	
コルセット	109	体幹安定化機能不全	72
		体幹安定化機能不全症候群	74
さ		体幹筋筋膜の解剖	53
座位姿勢の指導	101	体幹筋肉ばなれ	52
坐骨神経滑走操作	24	体幹筋の解剖	53
サブグループ化	84	体幹深部筋機能改善	84
姿勢不良	76	大腿筋膜張筋のストレッチ	91, 92
消炎鎮痛薬	108	大腿神経伸張テスト	6
神経根障害	23	大腿直筋のストレッチ	91, 92
神経ブロック	110	代替療法	110
身体前後屈挙動	75	大殿筋賦活化エクササイズ	90, 91, 94
伸展型腰痛	91	多裂筋活動	90
──の発症機序	44	多裂筋の賦活化エクササイズ	86
深部筋群	72	遅発性筋痛	57
心理的因子	103	着地時の姿勢	79
スクワット	78	中枢性感作	103

腸腰筋のストレッチ……………………91, 92
椎間関節障害 ……………………………… 15
椎間関節制動操作 ………………………… 19
椎間関節性腰痛 …………………………… 42
椎間関節ブロック ………………… 16, 110
椎間孔拡大操作 …………………………… 22
椎間板性腰痛 …………………… 12, 38, 87
　　──の発生メカニズム ……………… 41
椎間板造影・ブロック注射 ……………… 18
椎間板ヘルニア …………………………… 12
椎弓疲労骨折 ………………………… 14, 63
デッドリフト ……………………………… 78
疼痛除去テスト …………………………… 19
徒手療法 ………………………………… 110

な

ニューテーション ……………… 45, 93, 94
　　──型 ……………………………………20
認知行動療法 …………………………… 104
認知療法 ………………………………… 104

は

ハムストリング …………………………… 88
　　──のストレッチ ………………… 87, 94
鍼治療 …………………………………… 110
不安定型 …………………………………… 20
腹横筋の賦活化エクササイズ …………… 84
腹臥位股関節伸展テスト ………………… 7
腹部引き込み運動 ………………………… 84
腹筋エクササイズ ………………………… 93
物理療法 ………………………………… 109

ブリッジエクササイズ …………………… 95
ブロック注射 ……………………………… 16
分節挙動 …………………………………… 30
変形性関節症 ………………………… 67, 68

ま

マッサージ ……………………………… 110
末梢神経滑走操作 ………………………… 23
モーターコントロール …………………… 89
問診 …………………………………………… 2

や

薬物療法 ………………………………… 108
腰椎後弯エクササイズ …………………… 97
腰椎後弯化 ………………………………… 69
腰椎手術後の腰痛 ……………………… 50
腰椎診察の手順 …………………………… 11
腰椎椎間板ヘルニア ……………………… 66
腰椎椎間板変性保有率 …………………… 39
腰椎分節不安定性 ………………………… 73
腰椎分離症 …………………………… 14, 63
腰痛診察手順のシステム化 ……………… 11
腰痛診療ガイドライン 2012 ………… 108
腰痛評価のアルゴリズム ………………… 9
腰部障害発生メカニズム ………………… 72
腰部脊柱管狭窄 …………………………… 96
四つ這い−正座エクササイズ ………97, 98

ら

裂離骨折 …………………………………… 60
ローカル筋 …………………………… 72, 84

検印省略

腰痛のプライマリ・ケア
腰痛者と向き合う時の必携書

定価（本体 3,000 円＋税）

| 2018年10月29日 | 第1版 | 第1刷発行 |
| 2019年5月24日 | 同 | 第2刷発行 |

著　者　金岡　恒治・成田　崇矢
　　　　（かねおか　こうじ　なりた　たかや）
発行者　浅井　麻紀
発行所　株式会社 文 光 堂
　　　　〒113-0033　東京都文京区本郷7-2-7
　　　　TEL（03）3813-5478（営業）
　　　　　　（03）3813-5411（編集）

Ⓒ金岡恒治・成田崇矢, 2018　　　印刷・製本：広研印刷

乱丁，落丁の際はお取り替えいたします．
ISBN978-4-8306-1025-7　　　　　　　Printed in Japan

- 本書の複製権，翻訳権・翻案権，上映権，譲渡権，公衆送信権（送信可能化権を含む），二次的著作物の利用に関する原著作者の権利は，株式会社文光堂が保有します．
- 本書を無断で複製する行為（コピー，スキャン，デジタルデータ化など）は，私的使用のための複製など著作権法上の限られた例外を除き禁じられています．大学，病院，企業などにおいて，業務上使用する目的で上記の行為を行うことは，使用範囲が内部に限られるものであっても私的使用には該当せず，違法です．また私的使用に該当する場合であっても，代行業者等の第三者に依頼して上記の行為を行うことは違法となります．
- JCOPY〈出版者著作権管理機構 委託出版物〉
  本書を複製される場合は，そのつど事前に出版者著作権管理機構（電話 03-5244-5088, FAX 03-5244-5089, e-mail：info@jcopy.or.jp）の許諾を得てください．